高等院校医学实验教学系列教材

组织学与胚胎学实验教程

第 2 版

主　编　刘佳梅　李树蕾

副主编　姜文华　刘　颖

编　委（按姓名拼音排序）

　　　　崔佳乐　董智勇　郭　莹　郝利铭

　　　　黄可欣　霍德胜　姜文华　李树蕾

　　　　李艳超　刘　颖　刘佳梅　孟晓婷

　　　　曲绘楠　薛　辉　赵　慧　赵　佳

科学出版社

北　京

内 容 简 介

本书为普通高等教育本科教材《组织学与胚胎学》配套教材，全书分两篇共 29 章。第一篇验证性实验 24 章，其中，组织学部分的实验内容循序渐进，按肉眼、低倍镜和高倍镜的顺序观察，重要的组织结构附有相应的实物图片，实验中难以观察到的结构设置了示教内容，部分章节还配备了手绘组织结构模式图样例，供学生参考；胚胎学部分以胚胎模型为主，附有少量实物切片和大体标本图片。每章的附录中有中英文对照专业词汇，方便学生学习。第二篇综合性实验 5 章，为组织学与胚胎学的常用研究方法，包含实验目的、实验原理和仪器、器材与试剂以及实验步骤。

本教材适用于高等医学院校本科生，也适用于成人教育本科和专科学生。

图书在版编目（CIP）数据

组织学与胚胎学实验教程 / 刘佳梅，李树蕾主编 . —2 版 . —北京：科学出版社，2024.6
高等院校医学实验教学系列教材
ISBN 978-7-03-077280-0

Ⅰ . ①组… Ⅱ . ①刘… ②李… Ⅲ . ①人体组织学—实验—医学院校—教材 ②人体胚胎学—实验—医学院校—教材 Ⅳ . ① R32-33

中国国家版本馆 CIP 数据核字（2023）第 250775 号

责任编辑：王锞韫 / 责任校对：宁辉彩
责任印制：张 伟 / 封面设计：陈 敬

科学出版社 出版
北京东黄城根北街16号
邮政编码：100717
http://www.sciencep.com
涿州市般润文化传播有限公司印刷
科学出版社发行 各地新华书店经销
*
2003年3月第 一 版 开本：787×1092 1/16
2024年6月第 二 版 印张：9 1/2
2024年6月第六次印刷 字数：230 000
定价：59.80元
（如有印装质量问题，我社负责调换）

前　言

组织学与胚胎学不仅是医学各专业重要的基础主干课，还是一门实践性很强的形态学课程，实验教学是本课程教学的重要环节。为了适应现代医学教学教育改革发展要求，提高学生自主学习能力、促进学生科学思维发展，本教材秉承科学性与教学实用性相结合的特点，针对组织学与胚胎学实验教学和学生自主学习的需求进行编写，使本书更加适应组织学与胚胎学的教学需求。

本教材具有如下特点：①新形态立体化教材采用纸质教材＋数字形式呈现，教材内容分为验证性实验和综合性实验，力求文字精炼、重点突出，数字内容包含器官结构对比、器官结构思维导图和综合性实验操作演示；②验证性实验图文并茂，详尽的文字描述配有高清晰的光学显微镜和电子显微镜照片，还增加了组织结构的手绘模式图，便于学生在实体课堂及网络平台学习，为学生自主性个性化学习提供实验教学资源；③综合性实验是在完成验证性实验的基础上，融合基本组织学技术，增加实验设计和操作，以提高学生的实践操作能力，培养学生的基本实验技能、理论联系实际的能力、分析和解决问题的能力；④本书在每章附录中精选重要的组织学与胚胎学专业词汇，标注中英文注释，便于学生学习和自学，以提高学生专业英语能力。

本教材选用的光学显微镜照片全部由吉林大学基础医学院组织学与胚胎学系教师利用本学系教学资源拍摄；选用的电子显微镜照片全部来源于吉林大学基础医学院尹昕教授和朱秀雄技师多年的工作积累。在此，由衷地感谢老一辈教授和技师，为我们留下了宝贵的教学资源。

本教材为吉林大学本科"十四五"规划教材建设项目，感谢吉林大学的经费支持。

回首编写工作，深感知识和水平的局限，难免有不妥或疏漏之处，欢迎读者多提宝贵意见和建议，以便再版时改进。

刘佳梅

2023 年 8 月

目　　录

第一篇　验证性实验

第二篇　综合性实验

第一篇 验证性实验

第一章 绪 论

一、实验目的

1.明确组织学与胚胎学的研究内容，了解常用的研究手段。

2.熟悉光学显微镜的构造，具备使用光学显微镜的能力。

3.具备绘制显微镜下所见结构模式图的基本技能。

4.理解组织学切片二维图像与三维立体结构之间的关系，掌握组织学的学习方法，培养严谨的科学思维。

二、常用的组织学研究方法

（一）光学显微镜技术

光学显微镜由机械部分和光学部分组成（图1-1）。

1.光学显微镜的构造

（1）机械部分

1）镜座。

2）镜臂：镜座上方的弓形结构。

3）载物台：供放置标本用，中央有供光线通过的圆孔。标本推进器可沿前后左右移动标本。

4）镜筒：上端装有目镜。

5）准焦螺旋：用于升降载物台，以调节焦距。粗准焦螺旋旋转1周约升降2cm，细准焦螺旋旋转1周约升降0.2mm。

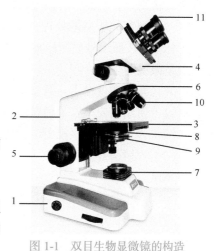

图1-1 双目生物显微镜的构造

1.镜座；2.镜臂；3.载物台；4.镜筒；5.准焦螺旋；6.物镜转换器；7.光源；8.聚光器；9.光圈；10.物镜；11.目镜

6）物镜转换器：与镜筒下端连接，可安装3～4个不同放大倍数的物镜。旋转物镜转换器可选择物镜。

（2）光学部分

1）光源：位于镜座内，可将光线照射到显微镜内。镜座一侧有电源开关和强度调节旋钮。

2）聚光器：位于光源与载物台之间，一侧装有可升降螺旋。当聚光器上升时，视野亮度增强；反之则减弱。

3）光圈：位于聚光器下端。一侧有金属小柄控制光圈开孔大小，以调节视野亮度。

4）物镜：放大倍数以 4×、10×、40×、100× 表示。4× 和 10× 为低倍放大，40× 和 100× 为高倍放大，其中 100× 为油镜头，较少使用。

5）目镜：放大倍数为 10×。光学显微镜的放大倍数为物镜和目镜放大倍数的乘积。

2. 光学显微镜的使用步骤

（1）使用前检查和准备：将显微镜置于座位正前方稍偏左侧，摘下显微镜防尘罩。检查零部件是否有缺损、准焦螺旋是否松紧适宜、镜头是否有污点等，发现问题及时汇报。

（2）对光：打开电源。观察者端坐于显微镜前，双目自然睁开进行观察。可调节电源强度旋钮、聚光器高度或者光圈大小，将视野内亮度调至适宜。

（3）合圆：将双侧目镜镜筒拉至最外侧，左眼、右眼分别可见两个圆形视野；缓慢将双侧镜筒向中间推动，直至两个圆形视野合并为一个圆形视野。

（4）放置标本：将载物台调至最低处，旋转物镜转换器至 4× 或 10× 的物镜。从标本盒中取出标本。首先肉眼观察组织切片的外形、大小、颜色及载玻片和盖玻片是否有破损，再将待观察标本的盖玻片向上（否则，当转换为高倍镜时看不清物像，且容易压碎标本）、标签位于右侧放置于载物台上，用标本推进器的弹簧夹固定好，将有组织标本的部分对准物镜中心即可观察。

（5）低倍镜下观察：慢慢转动粗准焦螺旋上升载物台，直至视野内物像清晰。如果物像不够清晰，可调节细准焦螺旋进一步聚焦。利用推进器前后左右移动标本，观察标本全貌。

（6）高倍镜观察：将在低倍镜下已经聚焦、欲在高倍镜下观察的部分移至视野中央，直接旋转物镜转换器，转换至 40× 高倍镜下，前后缓慢调节细准焦螺旋直至物像清晰。

（7）观察完毕后的处理：切片观察完毕后，旋转粗准焦螺旋，将载物台降至最低处，取下标本，按照编号放回标本盒内。旋转电源强度旋钮，将光线调至最暗，关闭电源开关，盖上显微镜防尘罩。

3. 光学显微镜使用注意事项

（1）使用前要检查显微镜部件是否松动，不得擅自拆卸显微镜部件。

（2）为了保证观察视野的清晰，必须注意保护物镜和目镜的镜头透镜。

（3）当镜头外表面有脏污时，必须用特制的擦镜纸擦拭，不能用手指、普通布片或者纸巾擦拭。

（4）当镜头的内面有脏污时，应请专业的技术人员清洁，不得擅自卸下镜头擦拭内表面，否则会越擦越脏。

（二）电子显微镜技术

1. 电子显微镜原理 电子显微镜分为透射电子显微镜和扫描电子显微镜。透射电子显微镜可观察组织细胞内部的结构。在透射电子显微镜中，电子束通过标本后，经过聚焦与放大物像后，最后透射到荧光屏上成像。当电子束通过标本时，由于标本组织成分的密度及厚度不同而发生散射。散射越强的部分在荧光屏上成像越暗，在电镜照片上越黑，即电子密度高。反之，电子密度低。

扫描电子显微镜可观察组织细胞表面的结构。扫描电子显微镜利用电子束在物体表面进行扫描，反射出来的电子经过检波器收集后，传到显像管，在荧光屏上显示出物体表面的立体像。

2.电子显微镜图像的观察 观察电子显微镜图像时，应注意表面的结构与整体和立体结构之间的关系，着重观察以下内容：

（1）细胞膜和细胞外形：细胞膜结构是否完整清晰；细胞表面是否光滑；有无微绒毛、突起或纤毛等特殊结构；有无细胞膜内陷形成的小泡、小管或内褶等；相邻细胞之间有无连接结构；细胞与细胞质间的关系；细胞间质内有无纤维等结构。

（2）细胞质

1）膜性结构的细胞器（如内质网、高尔基复合体、溶酶体、微体等）的形态、数量及分布，膜结构是否完整，细胞器内部基质的电子密度等。

2）非膜性细胞器（如微丝、微管、中间丝、粗肌丝、中心体等）的数量和分布等。

3）包含物（如糖原颗粒、脂滴、酶原颗粒等）的数量、分布及结构。

4）细胞质内是否有特殊结构（如板层小体等）。

（3）细胞核

1）细胞核的大小、形态、数量和位置。

2）双层核膜是否完整清晰，以及核周隙的宽窄。

3）核孔的多少和结构。

4）异染色质和常染色质的数量和分布。

5）核仁的数量、大小和结构。

三、观察组织学切片时应注意的问题

由于组织学标本极薄，在人们的视野成像中显示为二维的平面结构。然而，细胞、组织和器官本身都是三维的立体结构。因此，组织学切片观察者必须运用空间思维，将观察到的平面结构回归为细胞、组织和器官原本的立体结构。此外，由于组织切片的部位和方向不同，同一组织（如单层柱状上皮，图 1-2）、同一细胞或管道（图 1-3）可呈现不同的断面图像（如横断面、纵断面、斜断面、切线断面等），初学者尤其需要注意这些问题。

在制作标本的过程中，常常难以避免地产生一些对组织的损伤（即人工假象），如上皮细胞部分脱落，组织间出现裂隙，小的腔隙（如毛细血管）萎塌消失等。

在观察组织学标本时，还要注意细胞、组织和器官的形态结构与机体的功能状态或年龄之间的关系。例如，甲状腺滤泡和乳腺腺泡的上皮细胞形态可随着分泌功能的改变而发生形态上的变化；成人和幼儿的胸腺结构也是不同的。

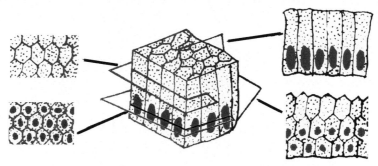

图 1-2 单层柱状上皮的不同断面成像模式图

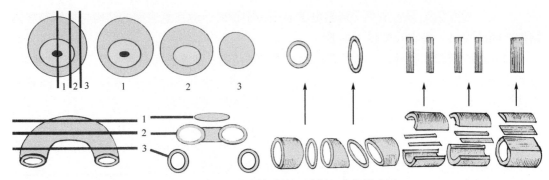

图 1-3　同一细胞或管道的不同断面成像模式图

四、绘图的基本要求

在组织学与胚胎学的实习过程中，绘图是一项重要的基本训练。学生在认真观察标本的基础上，通过绘图记录可加深对所学内容的理解与记忆，并可作为今后复习的参考。绘图有两种方式：一是绘制镜下实物图；二是结合镜下所见与理论课所学内容绘制半模式图。绘图时要注意各部分之间的比例和颜色。例如，绘制 HE 染色的标本图时，首先可用红色绘制嗜酸性染色的结构，如细胞间质、嗜酸性染色的细胞质或颗粒；用蓝色绘制嗜碱性染色的结构，如细胞核、嗜碱性染色的细胞质或颗粒。同种颜色可进行深浅运用、点线描画。其次，图中的标注字应该规整，标线应平行整齐。最后，在右下角标注标本名称、取材、放大倍数、染色方法及绘图日期。

五、显微数码互动实验教学系统

显微数码互动实验教学系统是形态学数码互动实验室和数字虚拟形态学实验室结合的产物。要想实现利用显微数码互动实验教学系统完成教学过程，需要为每位学生和授课教师配备装有影像传感器的光学显微镜、一台电脑和软件系统。其中，软件系统包括以下三个部分：

1. 图像处理软件　教师端的图像处理软件可完成与图像形态学相关的多种测试与分析，包括图像采集、几何尺寸检测、图像变形及几何矫正、区域选择和处理、图像处理、分析目标处理、分析参数可视化处理和加注标尺、箭头、文字、绘制各种图形等；学生端的图像处理软件包括图像采集、图像处理、图像管理、标注和测量等功能。

2. 网络互动控制软件　教师端电脑可通过网络互动控制软件控制学生端多台电脑的功能，教室广播教学、语音教学、语音对讲、学生演示、联机讨论、分组教学、远程命令、远程设置、电子点名、班级模式、文件分发、作业提交和电子考试等。

3. 数字虚拟形态学实验室　该数字切片教学平台软件根据教学章节分类建立切片库，教师在后台设置相应的目录，可删减或添加数字切片。学生观察数字切片时，从目录中选择待观察的切片，利用图像放大模式按照不同倍率浏览，也可以连续变倍观察；可以自由拖动选择观察视野，也可以利用导航功能，在导航图中使用鼠标快速定位中心观察区，并局部放大即可浏览。单击标注按钮弹出菜单选择不同的标注选项，可对切片进行任意标注或测量。

（刘佳梅　李树蕾）

第二章　细　　胞

一、实验目的

1. 识别细胞膜和细胞核的结构。
2. 识别细胞器和细胞骨架的结构，并理解细胞器和细胞骨架的功能。
3. 识别细胞内含物糖原、脂滴和脂褐素的结构。
4. 理解细胞是机体基本组成单位，理解细胞生命活动的结构基础和意义。

二、实验内容

（一）人体细胞

材料与方法　人脊神经节，苏木精 - 伊红染色（HE 染色）。

肉眼：排列规则的部分是神经纤维，呈团块状的区域是神经节中聚集的神经细胞。调节载物台推进器，将物镜对准团块状区域方可观察到神经细胞。

低倍：可见成群的神经细胞。神经细胞大小不等，胞体呈圆形。

高倍：神经细胞的胞质呈弱嗜碱性染色，细胞核呈圆形，染色较浅，核膜明显，核仁大，清晰可见，整个细胞核呈"鸟眼"状。在神经细胞胞质内可见较多细小的嗜碱性颗粒。神经细胞的周边环绕一层扁平的细胞，细胞核呈圆形，称为卫星细胞或被囊细胞（图 2-1）。

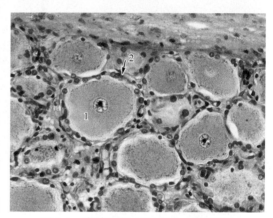

图 2-1　脊神经节（HE 染色，高倍镜）
1. 脊神经节细胞；2. 卫星细胞

（二）电镜照片

1. 细胞核

材料与方法　小鼠胰腺细胞，透射电子显微镜（TEM）制片。

内外双层核被膜（又称核膜）包裹在细胞核表面，核被膜上可见核孔，内外核被膜之间为核周隙。外层核被膜上有许多核糖体附着，并与粗面内质网相连续。细胞核中央部位电子密度高的类圆形的结构是核仁。染色质分布在内层核被膜和核仁之间。常染色质电子密度低，分布于核仁周围；异染色质电子密度高，多分布于内层核被膜下方（图 2-2）。

2. 细胞器及包涵物

材料与方法　小鼠肝细胞，透射电子显微镜（TEM）制片。

1）内质网：粗面内质网的扁平囊呈密集的板层状，表面可见颗粒状的附着核糖体。

滑面内质网呈管泡状（图 2-3）。

2）高尔基复合体：多位于细胞核周边，由扁平囊、小泡和大泡组成。多层扁平囊平行排列，凸面可见小囊泡，为生成面；凹面可见大囊泡，为成熟面（图 2-3）。

3）线粒体：多呈椭圆形，由内、外双层单位膜围成。内膜向内折叠形成线粒体嵴，线粒体嵴与其长轴垂直排列。一般细胞的线粒体嵴为板层状，分泌类固醇激素的细胞中，线粒体嵴呈管状或者泡状（图 2-3）。

4）溶酶体：是由高尔基复合体成熟面脱离而生成的有膜包被小体，大小不等，内含多种水解酶。初级溶酶体一般为圆形或椭圆形，其内容物呈均质状，电子密度较高；次级溶酶体体积较大，其内容物呈非均质状，电子密度不均匀（图 2-3）。

5）糖原颗粒：为电子密度高、无膜包绕的颗粒。可单个分散存在于胞质中，也可聚合呈花簇状，大小不一，分布于胞质中（图 2-3）。

6）脂滴：为大小不等的泡状，无膜包绕，电子密度中等或者较低。

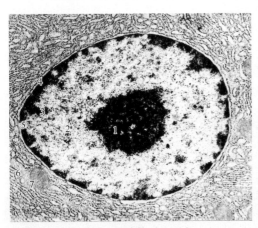

图 2-2　细胞核（TEM）

1.核仁；2.常染色质；3.异染色质；4.核被膜；5.核孔；6.粗面内质网；7.线粒体

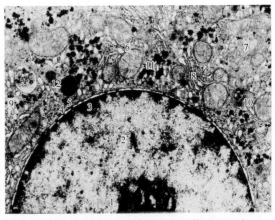

图 2-3　细胞器、细胞核及包涵物（TEM）

1.核仁；2.常染色质；3.异染色质；4.核膜；5.核孔；6.线粒体；7.高尔基复合体；8.粗面内质网；9.滑面内质网；10.溶酶体；11.糖原；12.脂滴

3. 中心体

材料与方法　猴结缔组织成纤维细胞，透射电子显微镜（TEM）制片。

中心体多位于细胞核周围，由一对互相垂直的中心粒构成。中心粒呈圆筒状，由 9 组三联微管和电子致密的均质状物质构成，相邻三联微管互相斜向排列（图 2-4）。

三、绘图作业

绘制人脊神经节 HE 染色切片中的神经细胞和卫星细胞（图 2-5）。

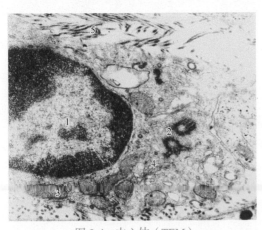

图 2-4　中心体（TEM）

1.细胞核；2.中心体；3.线粒体；4.高尔基复合体；5.胶原纤维

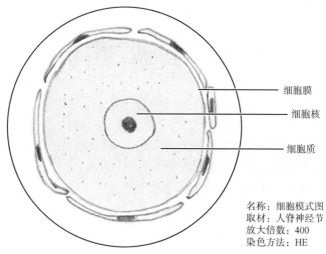

细胞膜
细胞核
细胞质

名称：细胞模式图
取材：人脊神经节
放大倍数：400
染色方法：HE

图 2-5 细胞手绘模式图

附录：中英文对照专业词汇

attached ribosome　附着核糖体

cell coat　细胞衣

cell membrane　细胞膜

centriole　中心粒

centrosome　中心体

chromatin　染色质

chromosome　染色体

cytoplasm　细胞质

cytoskeleton　细胞骨架

euchromatin　常染色质

free ribosome　游离核糖体

glycogen granule　糖原颗粒

Golgi complex，Gol　高尔基复合体

heterochromatin　异染色质

intermediate filament　中间丝

lipid droplet　脂滴

lysosome，Ly　溶酶体

microbody，Mb　微体

microfilament，Mf　微丝

microtubule，Mt　微管

mitochondrion，Mit　线粒体

nuclear envelope　核被膜

nuclear pole　核孔

nuclear skeleton　核骨架

nucleolus　核仁

nucleus　细胞核

organelle　细胞器

perinuclear cisterna　核周隙

peroxisome　过氧化物酶

plasmalemma　质膜

polyribosome　多聚核糖体

primary lysosome　初级溶酶体

residual body　残余体

ribosome　核糖体

rough endoplasmic reticulum，RER　粗面内质网

secondary lysosome　次级溶酶体

secretory granule　分泌颗粒

smooth endoplasmic reticulum，SER　滑面内质网

vacuole　大泡

vesicle　小泡

（李树蕾）

第三章 上皮组织

一、实验目的

1. 理解上皮组织的一般特点和各类被覆上皮的结构特点。
2. 阐释上皮细胞的特化结构和功能。
3. 复述腺细胞、腺上皮及外分泌腺的形态学分类。
4. 在光镜下识别单层扁平上皮、单层立方上皮、单层柱状上皮、假复层纤毛柱状上皮、复层扁平上皮、变移上皮和腺上皮的微细结构。

二、实验内容

（一）光学显微镜观察

1. 单层扁平上皮

材料与方法　人大动脉（局部横切），HE 染色。

肉眼：凹面为管腔面。

低倍：找到管腔面。

高倍：位于内表面的一层扁平细胞即为内皮。其细胞核多呈椭圆形，略向管腔突出；胞质非常薄，常不易与深面的结缔组织相区分。内皮上可附着橘红色的圆形红细胞（图 3-1）。

2. 单层立方上皮

（1）人肾的单层立方上皮

材料与方法　人肾，HE 染色。

肉眼：深染部分为肾皮质，淡染部分为肾髓质。将肾髓质部分放到镜下观察。

低倍：在该部分可见大小不等、切面不同的管腔，管壁由一层立方上皮构成。

高倍：上皮细胞呈低立方状或高立方状，边界多不清楚；核多呈圆形，位于细胞中央或偏向基底侧（图 3-2）。

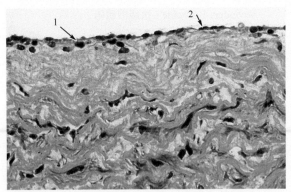

图 3-1　单层扁平上皮（HE 染色，高倍镜）

1. 单层扁平上皮；2. 细胞核

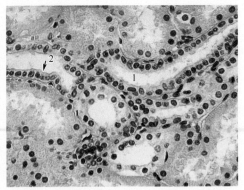

图 3-2　单层立方上皮（HE 染色，高倍镜）

1. 管腔；2. 单层立方上皮

（2）犬甲状腺的单层立方上皮

材料与方法　犬甲状腺，HE 染色。

肉眼：染为粉红色，形似草莓。

低倍：实质内可见大小不等、圆形或类圆形的泡状结构。腔内有染成粉红色的胶质，胶质周边可见一圆透明区，这是制片时胶质收缩所形成的人工假象。

高倍：滤泡壁由单层上皮围成，上皮细胞随着机能的变化可呈现立方形或扁平形。细胞胞质染色较浅，核圆形或椭圆形，位于细胞中央（图 3-3）。

3. 单层柱状上皮

材料与方法　人小肠（纵断），HE 染色。

肉眼：平坦侧为小肠外表面；朝向肠腔面有若干不规则形较大突起，为横断的小肠环行皱襞。在皱襞表面又有许多细小突起，为小肠绒毛。

低倍：在肠腔面可见各种不同切面的小肠绒毛，有的绒毛与其他结构相分离，绒毛表面被覆单层柱状上皮。

高倍：上皮细胞边界多不清楚，细胞可分为两种。大部分为柱状细胞，核呈椭圆形，位于细胞近基底部，细胞游离面可见厚度均匀一致、染色呈深粉色的纹状缘。柱状细胞之间夹有杯状细胞，核小，多呈深染的三角形，核上方胞质呈特征性的、较大的圆形或椭圆形浅染泡状（在某些标本中，该结构可染为深色）（图 3-4）。

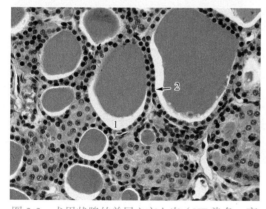

图 3-3　犬甲状腺的单层立方上皮（HE 染色，高倍镜）
1. 滤泡腔；2. 单层立方上皮

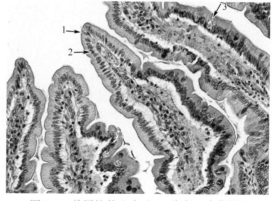

图 3-4　单层柱状上皮（HE 染色，高倍镜）
1. 纹状缘；2. 柱状细胞；3. 杯状细胞

4. 假复层纤毛柱状上皮

材料与方法　人气管（横断），HE 染色。

肉眼：凹面为管腔面。

低倍：在管腔面可见较厚的假复层纤毛柱状上皮。

高倍：上皮基膜很厚，呈粉红均质状。上皮厚薄不一，较厚的部位为斜切；选较薄的部位观察以辨认以下四种细胞（图 3-5）。

（1）柱状细胞：顶端达上皮游离面，并布满规则排列的纤毛；核为椭圆形，多位于上皮的浅层。

（2）杯状细胞：与小肠上皮的杯状细胞形态相仿。

（3）梭形细胞：位于柱状细胞之间。核为椭圆形，位于细胞中央，故排列在上皮中层。

（4）基细胞：矮锥体形，核圆，位于上皮的深层。

5. 复层扁平上皮

材料与方法　人食管（横断），HE 染色。

肉眼：管腔面凹凸起伏形成突起，突起为横切的食管纵行皱襞，内表面染为蓝色的结构即为上皮。

低倍：上皮基底部的一层细胞呈立方形或矮柱状，体积小，嗜碱性，染色深；中间数层细胞呈多边形，细胞体积随细胞层由深至浅而逐渐增大，并且染色逐渐变淡；表面数层细胞呈扁平形；表层细胞有脱落倾向（图 3-6）。

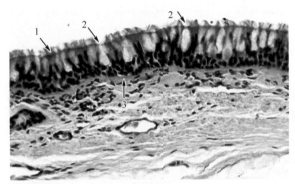

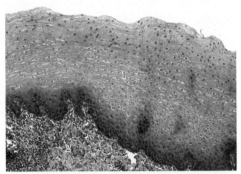

图 3-5　假复层纤毛柱状上皮（HE 染色，高倍镜）
1. 柱状细胞；2. 杯状细胞；3. 基膜

图 3-6　复层扁平上皮（HE 染色，低倍镜）
1. 复层扁平上皮；2. 结缔组织

6. 变移上皮

材料与方法　人膀胱，HE 染色。

肉眼：在切片中染为浅蓝色的一侧为腔面，被覆变移上皮。

低倍：由于膀胱处于空虚状态，故腔面有许多皱襞，上皮细胞层次较多；上皮细胞边界多不清楚，但核的密度提示基底层细胞较小，而表层细胞（盖细胞）较大；盖细胞胞质的嗜酸性染色较强，可见双核（图 3-7）。

7. 腺上皮

材料与方法　舌下腺，HE 染色。

肉眼：偏粉，无明显特征。

低倍：可见许多大小不等的腺泡，为腺的分泌部；腺泡之间有由单层或 2~3 层柱状细胞密集排列的导管。

高倍：观察以下各类腺泡（图 3-8）。

（1）浆液性腺泡：由锥形细胞组成。细胞核圆形，位于细胞偏基底部；基底部胞质呈较强嗜碱性，顶部胞质含嗜酸性分泌颗粒；腺泡腔小。

（2）黏液性腺泡：由大锥形细胞组成。细胞核呈扁圆形，位于细胞基底部；胞质清亮，几乎不着色。

（3）混合性腺泡：由上述两种腺泡细胞组成。浆液性腺细胞常形成半月状，位于腺泡一侧。

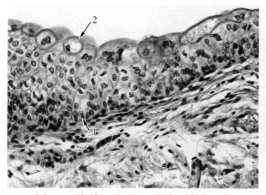

图 3-7　变移上皮（HE 染色，低倍镜）

1. 基底层细胞；2. 盖细胞

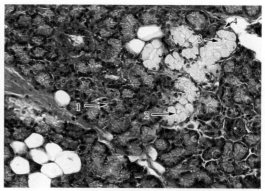

图 3-8　腺上皮（HE 染色，高倍镜）

1. 浆液性腺泡；2. 黏液性腺泡；3. 混合性腺泡；4. 浆半月

（二）电镜照片

1. 小肠上皮细胞（局部）

材料与方法　小肠上皮细胞，透射电子显微镜（TEM）制片。

游离面具有微绒毛，侧面存在紧密连接、黏着小带和桥粒（图 3-9）。

2. 气管上皮（表面）

材料与方法　气管上皮，透射电子显微镜（TEM）制片。

游离面可见纤毛和微绒毛（图 3-10）。

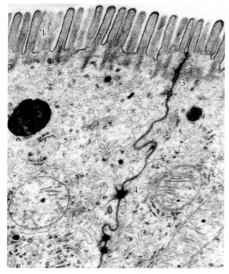

图 3-9　小肠上皮细胞（TEM）

1. 微绒毛；2. 紧密连接；3. 黏着小带；4. 桥粒

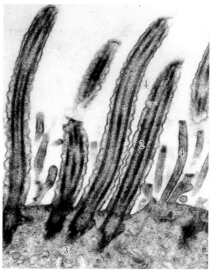

图 3-10　气管上皮（TEM）

1. 纤毛；2. 微管；3. 基体；4. 微绒毛

3. 肾小管上皮（基底部）

材料与方法　肾小管上皮，透射电子显微镜（TEM）制片。

基底部可见质膜内褶（图 3-11A）。

基底部可见半桥粒、基膜（图 3-11B）。

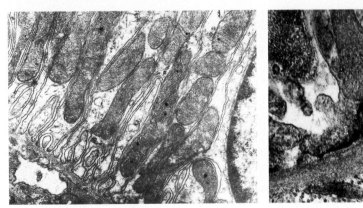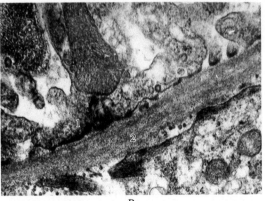

A　　　　　　　　　　　　　B

图 3-11　肾小管上皮细胞（TEM）

A：1. 质膜内褶；B：1. 半桥粒；2. 基膜

三、绘图作业

绘制人小肠 HE 染色切片中的单层柱状上皮（图 3-12）。

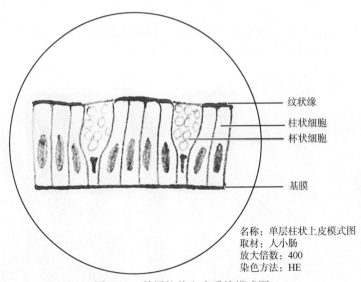

纹状缘
柱状细胞
杯状细胞
基膜

名称：单层柱状上皮模式图
取材：人小肠
放大倍数：400
染色方法：HE

图 3-12　单层柱状上皮手绘模式图

附录：中英文对照专业词汇

basement membrane　基膜

brush border　刷状缘

cell junction　细胞连接

cilium　纤毛

covering epithelium　被覆上皮

desmosome　桥粒

duct　导管

endocrine gland　内分泌腺

endothelium　内皮

epithelial tissue　上皮组织

exocrine gland　外分泌腺

gap junction　缝隙连接

glandular epithelium　腺上皮

goblet cell　杯状细胞

hemidesmosome 半桥粒

junction complex 连接复合体

mesothelium 间皮

microvillus 微绒毛

mucous cell 黏液细胞

mucous gland 黏液性腺

plasma membrane infolding 质膜内褶

pseudostratified ciliated columnar epithelium 假复
层纤毛柱状上皮

sensory epithelium 感觉上皮

serous cell 浆液细胞

serous demilune 浆半月

serous gland 浆液性腺

simple columnar epithelium 单层柱状上皮

simple cuboidal epithelium 单层立方上皮

simple squamous epithelium 单层扁平上皮

stratified squamous epithelium 复层扁平上皮

striated border 纹状缘

tight junction 紧密连接

transitional epithelium 变移上皮

zonula adherens 黏着小带

（董智勇）

第四章 结缔组织

一、实验目的

1. 理解并阐述疏松结缔组织中各类细胞和纤维的结构和功能。
2. 理解并解释致密结缔组织和脂肪组织的基本结构和功能。
3. 在光学显微镜下识别疏松结缔组织、致密结缔组织和脂肪组织的结构。
4. 通过理解疏松结缔组织中不同细胞形态和功能间的关系，培养科学思维。

二、实验内容

（一）光学显微镜观察

1.疏松结缔组织

材料与方法 小鼠腹壁浅筋膜，铺片，HE、来复红和亚甲蓝染色。

来复红将弹性纤维染为深紫蓝色，亚甲蓝将肥大细胞的异染性颗粒染为蓝色。

肉眼：此标本是将浅筋膜尽量伸展，贴铺于载玻片而制成，故可见标本厚度不均。

低倍：选取标本中较薄的区域观察，可见淡粉红色的带状胶原纤维与深蓝色的丝状弹性纤维纵横交错，呈疏松的网状（在部分标本中，胶原纤维与基质由于染色相同而难以区分）。纤维之间有许多细胞，其中肥大细胞因数量不多，局部成簇存在，故需先在低倍镜下寻找，再转换高倍镜仔细观察。

高倍：重点观察下列细胞。

（1）成纤维细胞：铺片中此种细胞较多，细胞核为椭圆形，较大，核淡染，核仁明显；大部分细胞质染色很浅，难以分辨；小部分细胞因胞质呈弱嗜碱性，染为淡蓝色，细胞呈不规则的星形，有多个突起（图4-1）。

（2）纤维细胞：功能静止状态的成纤维细胞，胞体呈梭形、较小；细胞核扁、深染；细胞质嗜酸性（图4-1）。

（3）巨噬细胞：静止状态的胞体多呈圆形或卵圆形；胞质呈强嗜酸性被染为红色；细胞核可为椭圆形或肾形，核染色较成纤维细胞核深（图4-1）。

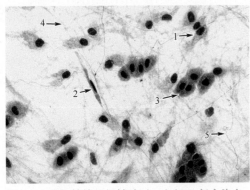

图4-1 疏松结缔组织铺片（一）（HE复合染色，高倍镜）

1.成纤维细胞；2.纤维细胞；3.巨噬细胞；4.胶原纤维；5.弹性纤维

（4）肥大细胞：椭圆或圆形；胞质含丰富的粗大紫蓝色分泌颗粒，颗粒常将淡染的细胞核掩盖（图4-2）。

此外，铺片中还可见小鼠中性粒细胞，其核呈环形，胞质为粉红色。

2.不规则致密结缔组织与脂肪组织

材料与方法　人足底皮，HE 染色。

肉眼：标本中染为深粉红色（厚）及紫蓝色（薄）的一面为表皮；其深层淡红色部分为真皮；在真皮下方染色最淡的地方为皮下脂肪组织。

低倍：真皮中除有汗腺、小血管和神经等外，主要为致密结缔组织。皮下组织中可见脂肪小叶。

高倍：可观察到下列情况。

（1）致密结缔组织中，可见纵、横和斜断的粗大胶原纤维束密集排列。其间的细胞（一般只能看清细胞核）多为纤维细胞和成纤维细胞（图 4-3）。

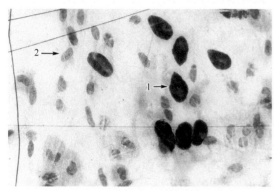
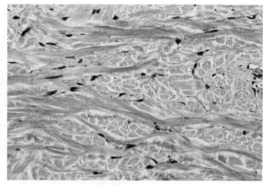

图 4-2 疏松结缔组织铺片（二）（HE 复合染色，高倍镜）

　　1.肥大细胞；2.成纤维细胞

图 4-3 不规则致密结缔组织（HE 染色，高倍镜）

（2）脂肪组织由多边形脂肪细胞聚集而成。脂肪细胞胞体的绝大部分被脂滴所占据，标本制作过程中经乙醇处理后，呈空泡状；细胞周边可见少量胞质及扁椭圆形的核（图 4-4）。

3.规则致密结缔组织

材料与方法　人肌腱（纵切），HE 染色。

肉眼：长方形，粉染，质地较均一。

低倍：宽带状胶原纤维束密集平行排列，束间腱细胞排列成行。

高倍：腱细胞边界不清，核多呈深染的长杆状（图 4-5）。

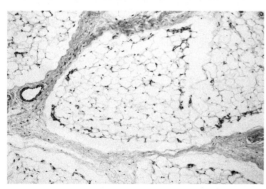
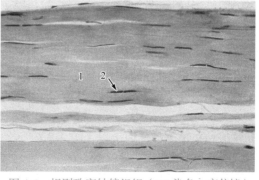

图 4-4 脂肪组织（HE 染色，高倍镜）

图 4-5 规则致密结缔组织（HE 染色，高倍镜）

　　1.胶原纤维；2.腱细胞

（二）电镜照片

1.胶原纤维

材料与方法　大鼠结缔组织，透射电子显微镜（TEM）制片。

胶原纤维由若干更细的胶原原纤维有规则聚合而成。（电镜下，可见胶原原纤维的横断面和纵断面。）纵断面呈现64nm明暗相间的周期性横纹（图4-6）。其化学成分为 I 型和Ⅲ型胶原蛋白，韧性大，抗拉力强。

2.成纤维细胞

材料与方法　小鼠结缔组织，透射电子显微镜（TEM）制片。

成纤维细胞胞质内有丰富的粗面内质网、游离核糖体和高尔基复合体，细胞周围可见胶原原纤维（图4-7），它主要合成疏松结缔组织中构成三种纤维的蛋白和基质。

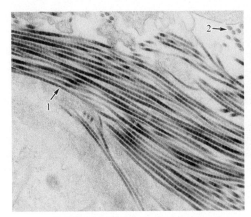

图4-6　胶原纤维（TEM）

1.胶原原纤维纵断；2.胶原原纤维横断

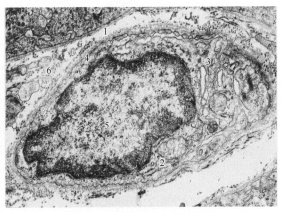

图4-7　成纤维细胞（TEM）

1.细胞膜；2.线粒体；3.高尔基复合体；4.粗面内质网；5.细胞核；6.胶原原纤维

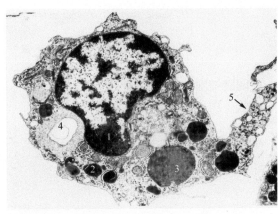

图4-8　巨噬细胞（TEM）

1.细胞核；2.溶酶体；3.吞噬体；4.吞饮泡；5.伪足

3.巨噬细胞

材料与方法　猴垂体，透射电子显微镜（TEM）制片。

巨噬细胞表面有少量皱褶、微绒毛和较大的突起，即伪足；胞质内含大量溶酶体、吞噬体、吞饮泡和残余体，胞质周边有丰富的微管和微丝（图4-8）。

4.肥大细胞

材料与方法　大鼠，透射电子显微镜（TEM）制片。

肥大细胞的胞质内充满大小不一、密度不均的膜包颗粒，颗粒内含肝素、组胺和嗜酸性粒细胞趋化因子等（图4-9）。

5.浆细胞

材料与方法　人骨髓，透射电子显微镜（TEM）制片。

浆细胞核中异染色质分布于核膜周围，似车轮状；胞质内含大量平行排列的粗面内质网和游离核糖体；细胞核旁常可见发达的高尔基复合体和中心体（图 4-10）。浆细胞合成与分泌免疫球蛋白，即抗体。

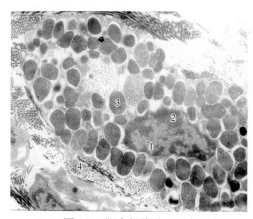 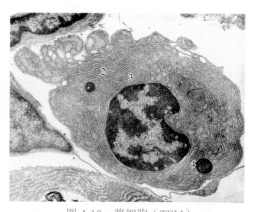

图 4-9 肥大细胞（TEM）   图 4-10 浆细胞（TEM）

1.细胞核常染色质；2.细胞核异染色质；3.分泌颗粒；   1.细胞核；2.粗面内质网；3.线粒体；4.溶酶体
4.胶原原纤维

（三）示教（浆细胞）

浆细胞在一般的结缔组织内很少，在消化管和呼吸道固有层的结缔组织中较为常见。浆细胞较小，呈圆形或卵圆形；细胞核圆形，常位于细胞一侧；异染色质呈块状，沿着核膜呈辐射状排列，形似车轮；胞质丰富，弱嗜碱性，核旁常见一淡染区（图 4-11）。

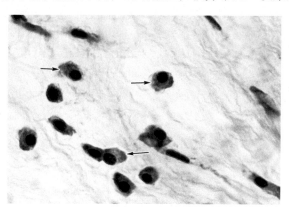

图 4-11 浆细胞（HE 染色，高倍镜）

↑浆细胞

三、绘图作业

绘制疏松结缔组织模式图，掌握疏松结缔组织中细胞和纤维的光镜结构特点（图 4-12）。

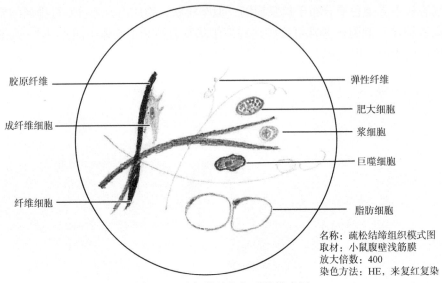

胶原纤维

成纤维细胞

纤维细胞

弹性纤维

肥大细胞

浆细胞

巨噬细胞

脂肪细胞

名称：疏松结缔组织模式图
取材：小鼠腹壁浅筋膜
放大倍数：400
染色方法：HE，来复红复染

图 4-12　疏松结缔组织手绘模式图

附录：中英文对照专业词汇

adipocyte，fat cell　脂肪细胞

adipose tissue　脂肪组织

collagen　胶原蛋白

collagenous fiber　胶原纤维

connective tissue　结缔组织

connective tissue proper　固有结缔组织

dense connective tissue　致密结缔组织

elastic fiber　弹性纤维

elastic tissue　弹性组织

elastin　弹性蛋白

fibroblast　成纤维细胞

fibrocyte　纤维细胞

ground substance　基质

loose connective tissue　疏松结缔组织

macrophage　巨噬细胞

mast cell　肥大细胞

mesenchyme　间充质

plasma cell　浆细胞

reticular cell　网状细胞

reticular fiber　网状纤维

reticular tissue　网状组织

tissue fluid　组织液

undifferentiated mesenchymal cell　未分化的间充质
　细胞

（曲绘楠）

第五章　血液和血发生

一、实验目的

1. 理解并阐述红细胞、白细胞和血小板的结构特点及功能。
2. 理解并解释造血干细胞与造血祖细胞的概念，了解血细胞发生的形态变化规律。
3. 识别光镜下的各种血细胞；学会制作血涂片，并进行染色。
4. 通过了解疾病状态下血细胞数量和形态的改变，培养临床思维。

二、实验内容

（一）光学显微镜观察

1. 血细胞

（1）血细胞观察

材料与方法　人血，涂片，吉姆萨（Giemsa）染色。

低倍：可见大量无核、淡红色的红细胞及少量有核的白细胞，涂片中的细胞由于在制备过程中收缩程度轻，故镜下看起来比切片中的同种细胞大。

高倍：重点观察下列细胞。

1）红细胞：圆盘状，无核；胞质中央染色浅，周边染色深（图5-1）。

2）白细胞

①中性粒细胞：圆形，细胞核分叶，一般有2～5个叶；胞质呈淡粉色（图5-2），如用油镜，可见到胞质中含有紫红色细小的颗粒。

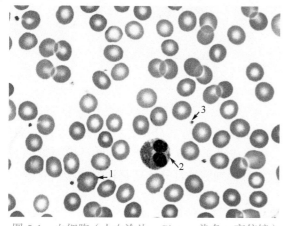

图 5-1　血细胞（人血涂片，Giemsa 染色，高倍镜）

1.红细胞；2.嗜酸性粒细胞；3.血小板

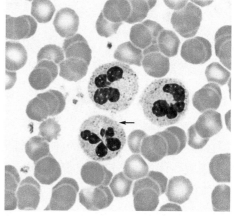

图 5-2　血细胞（一）（人血涂片，Giemsa 染色，高倍油镜）

↑中性粒细胞

②嗜酸性粒细胞：较少；细胞核多分为两叶，胞质中充满了粗大均匀的橘红色嗜酸性

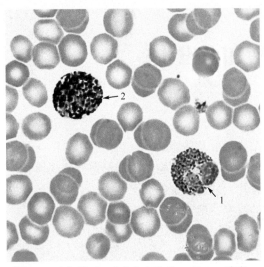

图 5-3　血细胞（二）（人血涂片，Giemsa 染色，高倍油镜）

1. 嗜酸性粒细胞；2. 嗜碱性粒细胞

颗粒（图 5-1、图 5-3、图 5-5）。

③嗜碱性粒细胞：因为数量极少，通常在标本上很难找到。其特点是胞质中含大小不等、分布不均的紫蓝色嗜碱性颗粒；细胞核形状不规则，常被颗粒掩盖（图 5-3）。

④淋巴细胞：多为小淋巴细胞，其胞体与红细胞大小相仿；核圆形或一侧有小凹陷，深染；胞质很少，呈天蓝色。中淋巴细胞、大淋巴细胞的核凹陷较大，胞质较多，呈天蓝色（图 5-4）。

⑤单核细胞：为体积最大的白细胞，圆形或椭圆形；核可为卵圆形、肾形或马蹄铁形。胞质较多，呈浅灰蓝色（图 5-4）。应注意将单核细胞与大淋巴细胞相鉴别。

3）血小板：最小，形态不规则，成群存在；其周围胞质呈淡蓝色或近于透明，中央含许多紫红色血小板颗粒（图 5-5）。

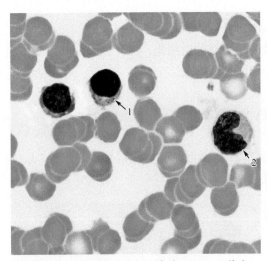

图 5-4　血细胞（三）（人血涂片，Giemsa 染色，高倍油镜）

1. 淋巴细胞；2. 单核细胞

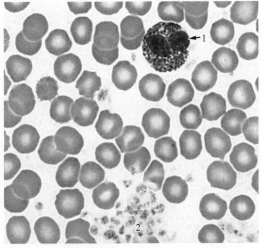

图 5-5　血细胞（四）（人血涂片，Giemsa 染色，高倍油镜）

1. 嗜酸性粒细胞；2. 血小板

（2）白细胞分类计数：在高倍镜下以划"正"字的方式分别计数血涂片上任一视野（不在涂片边缘部即可）中的各种白细胞。横向或纵向推移载玻片，连续计数视野中 100 个白细胞。计算每种白细胞的百分比公式：每种白细胞的百分比 = 每种白细胞的数量 / 所计白细胞的数量。

2. 红骨髓

材料与方法　人红骨髓，涂片，Giemsa 染色。

高倍：在大量成熟的血细胞中可见处于不同发育阶段的各系血细胞。

（1）红细胞系

1）原红细胞：胞体与胞核均大而圆，胞质呈强嗜碱性，核染色质为细粒状，核仁大，2～3个。

2）早幼红细胞：略小，胞质呈嗜碱性，核圆，稍小，染色质颗粒变粗，偶见核仁。

3）中幼红细胞：小，胞质具有蓝色和橘红色相间的多染性。核进一步变小，染色质呈深染的块状。

4）晚幼红细胞：胞质为橘红色；核小而固缩，深蓝色，常偏位。

（2）粒细胞系

1）原粒细胞：胞体与胞核均大而圆；胞质呈嗜碱性，蓝色；染色质细网状，核仁1～2个。

2）早幼粒细胞：胞体略大，胞质呈弱嗜碱性，出现少量嗜天青颗粒、嗜酸性颗粒及嗜碱性颗粒；核变小，染色质稍粗，偶见核仁。

3）中幼粒细胞：大小如成熟粒细胞。胞质嗜碱性进一步减弱，含较多颗粒，故能明确分辨出中性、嗜酸性和嗜碱性三种粒细胞。

4）晚幼粒细胞：胞质中颗粒明显增多，核小，并一侧凹陷呈肾形，染色质致密呈块状，深染。

（3）巨核细胞系：巨核细胞是骨髓中体积最大的细胞，胞体大而不规则，核大呈多钝突的不规则形，胞质呈弱嗜碱性，含丰富的紫红色血小板颗粒。

（二）电镜照片

1. 红细胞、白细胞和血小板

材料与方法　人血细胞，扫描电子显微镜（SEM）制片。

多数为红细胞，呈双凹圆盘状，中央薄，边缘厚。可见少量较大的白细胞。当血小板受到机械或化学刺激时，则伸出突起，呈不规则形（图5-6）。

2. 中性粒细胞

材料与方法　人血细胞，透射电子显微镜（TEM）制片。

细胞核呈分叶状，叶间有纤细的染色质丝相连；细胞质中含有许多颗粒，其中呈圆形或椭圆形较大的颗粒，电子密度较高，即嗜天青颗粒（为一种溶酶体）；还有一种呈哑铃形或长椭圆形较小的颗粒，中等电子密度，为特殊颗粒，内含溶菌酶和吞噬素（图5-7）。

3. 嗜酸性粒细胞

材料与方法　人血细胞，透射电子显微镜（TEM）制片。

细胞质中充满颗粒，颗粒基质中有长方形或不规则形结晶体（图5-8）。

4. 嗜碱性粒细胞

材料与方法　人血细胞，透射电子显微镜（TEM）制片。

细胞质中可见大小不等、分布不均、电子密度较高的颗粒（图5-9）。

三、绘图作业

绘制血细胞结构模式图，掌握红细胞、白细胞和血小板的光镜结构特点（图5-10）。

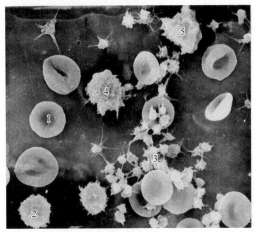

图 5-6 骨髓血细胞（SEM）

1. 红细胞；2. 淋巴细胞；3. 血小板；4. 白细胞；5. 白细胞

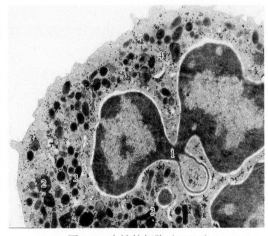

图 5-7 中性粒细胞（TEM）

1. 分叶核；2. 嗜天青颗粒；3. 特殊颗粒；4. 糖原颗粒

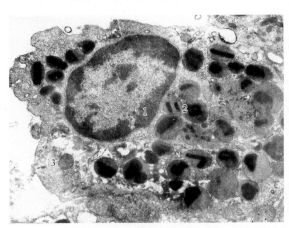

图 5-8 嗜酸性粒细胞（TEM）

1. 细胞核；2. 嗜酸性颗粒；3. 线粒体

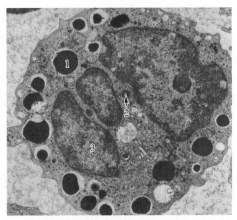

图 5-9 嗜碱性粒细胞（TEM）

1. 嗜碱性颗粒；2. 中心粒；3. 细胞核

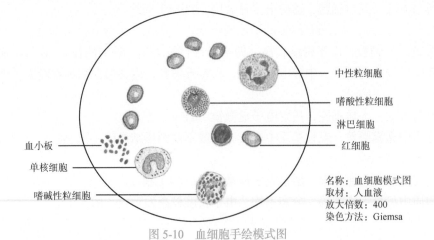

中性粒细胞

嗜酸性粒细胞

淋巴细胞

红细胞

血小板

单核细胞

嗜碱性粒细胞

名称：血细胞模式图
取材：人血液
放大倍数：400
染色方法：Giemsa

图 5-10 血细胞手绘模式图

附录：中英文对照专业词汇

basophil；basophilic granulocyte　嗜碱性粒细胞

blood　血液

blood platelet　血小板

bone marrow　骨髓

committed stem cell　定向干细胞

eosinophil；eosinophilic granulocyte　嗜酸性粒细胞

erythrocyte　红细胞

erythrocyte ghost　血影

granulomere　颗粒区

hemoglobin，Hb　血红蛋白

hemolysis　溶血

hemopoietic inductive microenvironment，HIM　造血诱导微环境

hemopoietic progenitor cell　造血祖细胞

hemopoietic stem cell　造血干细胞

hyalomere　透明区

leukocyte　白细胞

lymphocyte　淋巴细胞

megakaryocyte　巨核细胞

monocyte　单核细胞

multipotential stem cell　多能干细胞

neutrophil；neutrophilic granulocyte　中性粒细胞

plasma　血浆

red blood cell　红细胞

reticulocyte　网织红细胞

spleen colony　脾集落

white blood cell　白细胞

（刘　颖）

第六章 软骨与骨

一、实验目的

1. 理解并描述透明软骨、弹性软骨和纤维软骨的结构和区别。
2. 分辨并阐述骨组织中各种细胞成分的结构与功能；了解骨的形成过程及骨的改建。
3. 在光镜下识别软骨和长骨的结构，以及长骨骨发生的分区。
4. 理解骨发生与改建对骨组织损伤修复的重要性，培养临床思维。

二、实验内容

（一）光学显微镜观察

1. 透明软骨

材料与方法　人气管（横断），HE 染色。

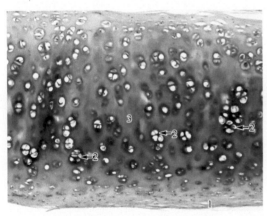

图 6-1　透明软骨（HE 染色，低倍镜）
1. 软骨膜；2. 同源细胞群；3. 软骨基质

肉眼：管壁中染为紫蓝色或深蓝色的很厚的部分为透明软骨。

低倍：软骨表面有致密结缔组织构成的软骨膜，染为粉红色。软骨膜内侧为软骨组织，其基质呈均质状，因嗜碱性而染为蓝色，镜下无法区分纤维成分。构成软骨囊的基质因嗜碱性强而呈深蓝色。软骨囊内即为软骨陷窝，为软骨细胞的存在部位。位于软骨边缘的软骨细胞较小，呈扁椭圆形；越近软骨深部，细胞越大，并可见同源细胞群（图 6-1）。

高倍：多数软骨细胞由于收缩而呈多突起状（人工假象），细胞核浓缩而呈小圆形，深蓝色，胞质中可有空泡。

2. 纤维软骨

材料与方法　人椎间盘，HE 染色。

肉眼：切片的周围部染为粉红色的部分是由纤维软骨构成的纤维环；中央染为蓝色的部分是髓核。

低倍：大量平行或交义排列的胶原纤维束以髓核为中心环向走行，软骨细胞较少，排列成行。髓核呈强嗜碱性、不规则形状。

高倍：胶原纤维束染为粉红色，束间有软骨细胞，细胞核呈扁椭圆形，细胞边界不清，软骨囊不明显（图 6-2）。

3. 弹性软骨

材料与方法　人耳郭，来复红染色。

肉眼：标本中央染为紫色，很厚的部分为弹性软骨，周边色浅的部分为皮肤。

低倍：软骨表面有薄层软骨膜；软骨基质中紫蓝色的弹性纤维交织成网。

高倍：软骨细胞位于软骨陷窝内，可见同源细胞群（图6-3）。

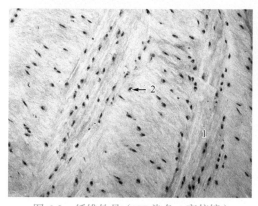

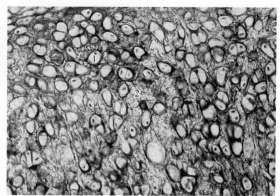

图 6-2　纤维软骨（HE 染色，高倍镜）

1. 胶原纤维束；2. 软骨细胞

图 6-3　弹性软骨（来复红染色，高倍镜）

1. 软骨细胞；2. 软骨基质

4. 骨

（1）骨

材料与方法　人长骨（横断），HE 染色。

骨组织由于钙盐沉积而坚硬，因此在固定后需在酸溶液中脱钙方可切片，但细胞成分因受到破坏而成像不佳。

肉眼：标本上呈光滑弧形的一侧为外环骨板，其对侧不甚规则，为内环骨板。

低倍：观察以下结构。

1）外环骨板：位于骨干外侧，由十数层沿骨干表面的环形骨板构成。

2）内环骨板：位于骨干内侧，靠近骨髓腔，为环形排列较薄的骨板，其各部位骨板层数不等，故整体结构不规则。

3）骨单位（哈弗斯系统）：为位于内环骨板与外环骨板之间的圆形结构，由数层骨单位骨板呈同心圆状围绕中央管排列而形成（图6-4）。

4）间骨板：位于骨单位之间，由一些不规则的骨板构成，多呈弧形。

5）穿通管：为标本上纵切与斜切的管道。它们在骨干内可与中央管相通，在内环骨板与外环骨板均可有开口。穿通管及中央管内均有少量疏松结缔组织及小血管。

高倍：观察以下结构。

1）骨陷窝：位于骨板内和骨板间的小腔隙，多呈梭形。

2）骨小管：从骨陷窝向周围发出许多极细的小管，染色较浅，在此标本上仅隐约可见。

3）骨细胞：位于骨陷窝内，其胞体难以辨认，细胞核小而深染。

4）黏合线：骨单位表面的环形轮廓线，骨小管不越过黏合线（图6-5）。

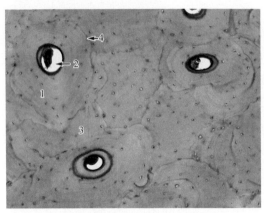

图 6-4　长骨（HE 染色，低倍镜）
1. 骨单位；2. 中央管；3. 间骨板；4. 黏合线

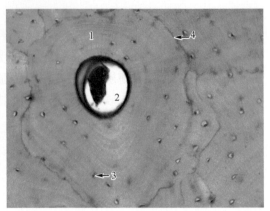

图 6-5　长骨（HE 染色，高倍镜）
1. 骨单位；2. 中央管；3. 骨陷窝；4. 黏合线

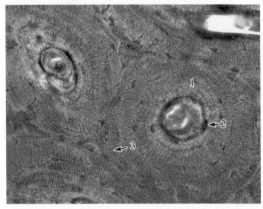

图 6-6　长骨（硫堇染色，高倍镜）
1. 骨单位；2. 中央管；3. 骨小管

（2）骨

材料与方法　人长骨（横断），硫堇染色。

此标本用硫堇染色清晰地显示出骨陷窝与骨小管（黑色）及骨小管互相通连的状态。骨板被染为棕黄色，其深浅与骨板年龄有关，故间骨板比骨单位颜色深（图 6-6）。

5. 骨发生

（1）软骨性骨发生

材料与方法　新生儿指骨（骨干及一侧骺端，纵断），HE 染色。

肉眼：在骨干部的边缘为原始的骨组织，中央为骨髓腔。在骺端染为淡蓝色的最宽的部位为软骨区，请重点观察这一区域。

低倍：观察以下区域（图 6-7）。

1）软骨储备区：很薄，为透明软骨组织，基质（淡蓝色或无色）中有许多不规则排列的软骨陷窝，内有胞体较小的软骨细胞。

2）软骨增生区：在软骨储备区的骨干侧。多个扁平的软骨细胞排列成行，形成大量细胞柱。

3）软骨成熟区：软骨细胞明显增大变圆，呈柱状排列；软骨细胞柱之间的软骨基质明显变薄。

4）软骨钙化区：软骨细胞进一步增大，胞质呈空泡变性，核固缩（小而深染）；有的细胞核已经消失，留下空洞状的软骨陷窝，内可见破骨细胞；软骨基质钙化，呈强嗜碱性。

5）成骨区（骨化区）：在钙化的软骨基质表面，有薄层嗜酸性染色的新生骨组织，形成条索状过渡型骨小梁，骨小梁为粉红色，成骨细胞在其表面排列成行。

6）骨髓腔：骨小梁被破骨细胞破坏，很多小腔合并为大腔，即骨髓腔，其中充满红骨髓（网状组织构成网状支架，其中为处于发育不同阶段的血细胞）。

高倍：观察下列细胞（图6-8）。

1）成骨细胞：单层排列成行，贴附于骨小梁表面；立方形或矮柱状，细胞质呈嗜碱性。

2）破骨细胞：多位于钙化的软骨基质及骨小梁的凹陷处，单个存在；胞体大而不规则，胞质因呈强嗜酸性而染为深红色，内含有多个深染的卵圆形细胞核。

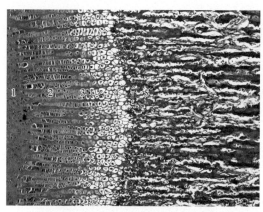
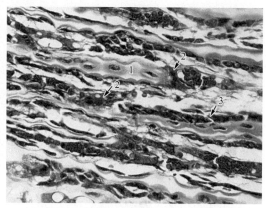

图6-7 骨发生（HE染色，低倍镜）

1. 软骨储备区；2. 软骨增生区；3. 软骨成熟区；
4. 软骨钙化区；5. 成骨区

图6-8 骨发生（HE染色，高倍镜）

1. 骨小梁；2. 破骨细胞；3. 成骨细胞

（2）膜性骨发生

材料与方法　胎儿颅骨，HE染色。

低倍：此标本基本为扁平状。大部分组织为胚胎性结缔组织，其中染为深粉红色、大小不等、形态不一的骨组织为原始的骨小梁。骨小梁表面可见一层规则排列的成骨细胞。

（二）电镜照片

1. 成骨细胞

材料与方法　骨组织，透射电子显微镜（TEM）制片。

成骨细胞呈立方形，胞质内有丰富的粗面内质网和发达的高尔基复合体，细胞基底部可见基质小泡，以及类骨质（图6-9）。

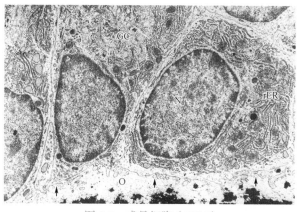

图6-9 成骨细胞（TEM）

N. 细胞核；rER. 粗面内质网；O. 类骨质；GC. 高尔基复合体；↑基质小泡

2. 骨细胞

材料与方法　骨组织，透射电子显微镜（TEM）制片。

骨细胞胞体位于骨陷窝内，细胞突起位于骨小管内（图6-10）。

3. 破骨细胞

材料与方法　骨组织，透射电子显微镜（TEM）制片。

破骨细胞有多个细胞核，胞质内可见丰富的线粒体，皱褶缘附着于骨基质表面（图6-11）。

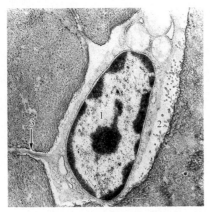

图6-10　骨细胞（TEM）

1.骨细胞；2.骨陷窝；3.骨小管

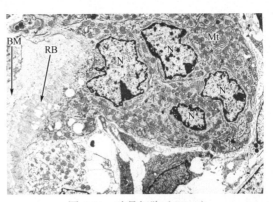

图6-11　破骨细胞（TEM）

N.破骨细胞核；Mt.线粒体；RB.皱褶缘；BM.骨基质

三、绘图作业

绘制骨HE染色切片中的骨单位（图6-12）。

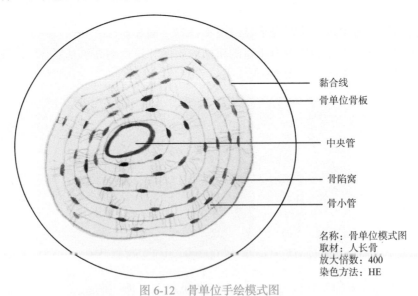

黏合线

骨单位骨板

中央管

骨陷窝

骨小管

名称：骨单位模式图
取材：人长骨
放大倍数：400
染色方法：HE

图6-12　骨单位手绘模式图

附录：中英文对照专业词汇

bone canaliculus　骨小管

cartilage lacunae　软骨陷窝

bone lamella　骨板

bone matrix　骨基质

bone salt　骨盐

cartilage　软骨

cement line　黏合线

central canal　中央管

chondrocyte　软骨细胞

circumferential lamella　环骨板

compact bone　密质骨

elastic cartilage　弹性软骨

endosteum　骨内膜

epiphyseal line　骺线

epiphyseal plate　骺板

fibrous cartilage　纤维软骨

Haversian system　哈弗斯系统

hyaline cartilage　透明软骨

interstitial lamellae　间骨板

isogenous group　同源细胞群

matrix vesicle　基质小泡

osseous tissue　骨组织

ossification center　骨化中心

osteoblast　成骨细胞

osteoclast　破骨细胞

osteocyte　骨细胞

osteoid　类骨质

osteon　骨单位

penetrating fiber　穿通纤维

perforating canal　穿通管

perichondrium　软骨膜

periosteum　骨外膜

ruffled border　皱褶缘

spongy bone　松质骨

zone of calcifying cartilage　软骨钙化区

zone of maturing cartilage　软骨成熟区

zone of ossification　成骨区

zone of proliferating cartilage　软骨增生区

zone of reserve cartilage　软骨储备区

（崔佳乐）

第七章 肌 组 织

一、实验目的

1. 描述骨骼肌、心肌、平滑肌的结构，对比骨骼肌与心肌结构的异同点。
2. 在光镜下识别骨骼肌、心肌、平滑肌的结构。
3. 理解肌卫星细胞参与肌组织损伤修复，培养临床思维。

二、实验内容

（一）光学显微镜观察

1. 骨骼肌

材料与方法　大鼠骨骼肌，偶氮桃红染色。

该方法可特异性地把肌原纤维的暗带染为桃红色。

肉眼：该标本有两块组织，类长方形为骨骼肌的纵断面，椭圆形为骨骼肌的横断面。

低倍：纵断面上可见长带状的骨骼肌纤维平行排列，横断面上骨骼肌纤维呈圆形或多边形。由于肌纤维收缩造成很大的细胞间空隙（人工假象），故每个肌纤维的边界十分清楚。肌纤维之间有少量染成黄色的结缔组织和血管。

高倍：纵断面上显示明暗相间的横纹（图 7-1）；部分肌纤维中肌原纤维之间由于出现裂隙（人工假象）而清晰可辨；每个肌纤维均有多个椭圆形核，位于细胞周边。横断面上肌纤维胞质中肌原纤维呈点状分布，细胞核一般只能看到 1 个，位于细胞周边（图 7-2）。

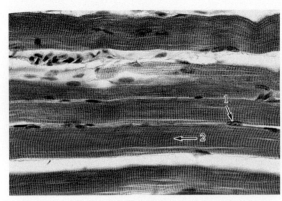 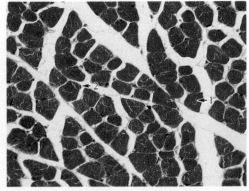

图 7-1　骨骼肌纵断面（偶氮桃红染色，高倍镜）　　图 7-2　骨骼肌横断面（偶氮桃红染色，高倍镜）
1. 细胞核；2. 横纹　　　　　　　　　　　　　　1. 肌原纤维；2. 细胞核

2. 心肌

（1）人心肌

材料与方法　人心肌（纵断），HE 染色。

肉眼：肥厚部为心室壁，在此处心外膜正下方易于找到心肌纤维的纵断面。在心室肌的其他部位可见大量心肌纤维的横断面与斜断面。

低倍：分别找到纵断和横断的心肌纤维。

高倍：在纵断面上，心肌纤维呈矮柱状，横纹不如骨骼肌明显。两端以分支与相邻的心肌纤维连接，连接处有深粉红色短细线状的闰盘（图7-3）。心肌纤维核呈卵圆形，1～2个，位于细胞中央。在横断面上，可见部分切到细胞核的心肌细胞，其细胞核位于细胞中央，核周胞质淡染，可含有棕黄色脂褐素颗粒；未切到细胞核的细胞中央可有淡染区（图7-4），或仅见呈深粉红色的横断肌原纤维。

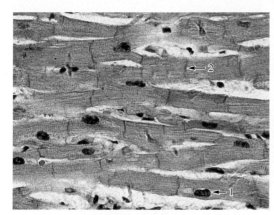

图7-3 心肌纵断面（HE 染色，高倍镜）
1. 细胞核；2. 闰盘

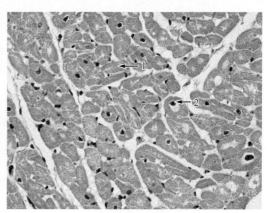

图7-4 心肌横断面（HE 染色，高倍镜）
1. 肌原纤维；2. 细胞核

（2）犬心肌

材料与方法 犬心肌，Hemalum 染色。

Hemalum 染色法可较清晰地显示闰盘及心肌纤维的 Z 线，二者均呈蓝黑色。闰盘较粗，Z 线较细（图7-5）。

3. 平滑肌

材料与方法 人小肠，HE 染色。

肉眼：平坦侧为小肠外表面，平滑肌主要位于平坦侧外表面的下方。

低倍：可见宽带状纵断的平滑肌束，其内侧有大量横断的平滑肌束。

高倍：纵断面上平滑肌细胞的边界多不清，可见细胞呈梭形；细胞核为长杆状，居于细胞中央，可因细胞收缩而出现扭曲；胞质为粉红色。横断面上平滑肌细胞呈大小不等的圆形，少数细胞中可见圆形核，多数细胞则由于切在平滑肌纤维的两端而只见细胞质，不见细胞核（图7-6）。

（二）电镜照片

1. 骨骼肌纤维

材料与方法 小鼠骨骼肌，透射电子显微镜（TEM）制片。

标本为骨骼肌纤维的纵断面，明暗相间的肌原纤维由粗细肌丝规则排列而成，粗肌丝中央固定于 M 线，两端游离；细肌丝一端附着于 Z 线，另一端游离穿插于粗肌丝之间，终止于 H 带外侧。明带中间为 Z 线，两侧为细肌丝；暗带中间为 M 线，两侧为粗肌丝，

H 带两侧的暗带区域粗细肌丝皆有。肌原纤维间可见线粒体、横小管、肌浆网（终池）等结构，三联体位于明暗带交界处（图 7-7）。

2. 心肌纤维

材料与方法　大鼠心肌，透射电子显微镜（TEM）制片。

许多平行排列的肌原纤维被粗大的线粒体等结构分隔。粗细肌丝排列规则，同骨骼肌纤维，肌节明显。肌原纤维间可见二联体，位于 Z 线水平。相邻的心肌纤维以闰盘相连，其横向部分位于 Z 线水平，有黏着小带和桥粒；纵向部分有缝隙连接（图 7-8）。

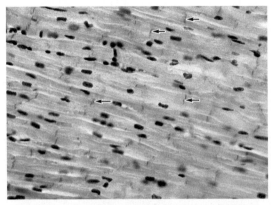

图 7-5　心肌纵断面（Hemalum 染色，高倍镜）

↑闰盘

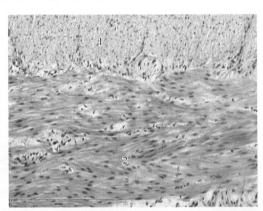

图 7-6　平滑肌（HE 染色，高倍镜）

1.横断面；2.纵断面

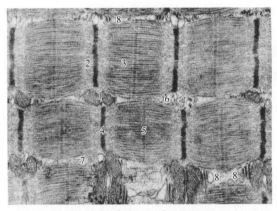

图 7-7　骨骼肌纤维（TEM）

1.线粒体；2.明带；3.暗带；4.Z 线；5.M 线；6.横小管；7.肌浆网；8.三联体

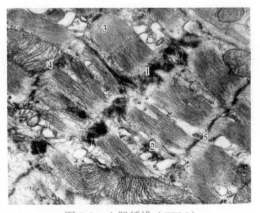

图 7-8　心肌纤维（TEM）

1.闰盘；2.肌浆网；3.肌原纤维；4.线粒体；5.Z 线

三、绘图作业

绘制骨骼肌纤维的横切面与纵切面模式图（图 7-9）。

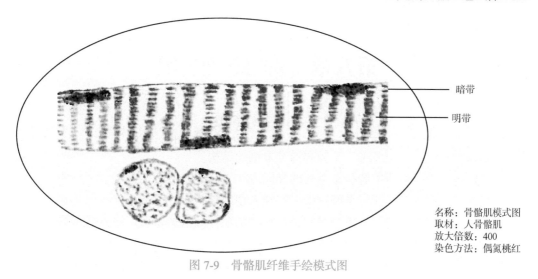

暗带

明带

名称：骨骼肌模式图
取材：人骨骼肌
放大倍数：400
染色方法：偶氮桃红

图 7-9　骨骼肌纤维手绘模式图

附录：中英文对照专业词汇

cardiac muscle　心肌

dark band　暗带

dense body　密体

dense patch　致密斑

diad　二联体

endomysium　肌内膜

epimysium　肌外膜

intercalated disc　闰盘

light band　明带

longitudinal tubule　纵小管

muscle fiber　肌纤维

muscle satellite cell　肌卫星细胞

muscle tissue　肌组织

myofibril　肌原纤维

perimysium　肌束膜

sarcolemma　肌膜

sarcomere　肌节

sarcoplasm　肌浆

sarcoplasmic reticulum　肌质网

skeletal muscle　骨骼肌

smooth muscle　平滑肌

striated muscle　横纹

terminal cisternae　终池

thick filament　粗肌丝

thin filament　细肌丝

transverse tubule　横小管

triad　三联体

（赵　佳）

第八章 神经组织

一、实验目的

1. 阐释神经元、神经纤维、突触和神经末梢的结构。
2. 区别各种神经胶质细胞显微结构的异同点。
3. 在光镜下识别神经元、神经纤维、神经末梢的结构。
4. 将神经组织的形态与人体的感知、运动功能和神经疾病联系，培养临床思维。

二、实验内容

（一）光学显微镜观察

1. 神经元

（1）兔脊髓快蓝 - 焦油紫染色

材料与方法　兔脊髓（横断），快蓝 - 焦油紫染色。

此染色法将各种细胞的核及神经元中的尼氏体染为紫色，将神经纤维染为鲜蓝色。

肉眼：中央为淡染的蝴蝶形结构，为灰质；其宽大的两端为前角。在周围被染为鲜蓝色结构为白质。

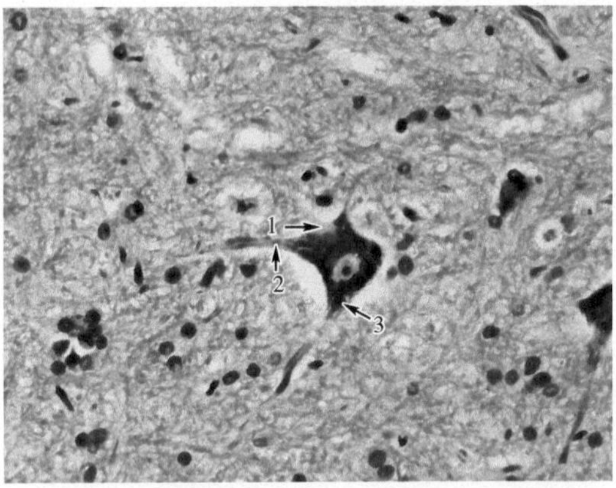

低倍：在灰质前角可见许多体积大、有突起的神经元，其中体积巨大者为运动神经元。神经元周围大量较小的细胞核为神经胶质细胞核（该细胞胞质难以分辨）。

高倍：运动神经元胞体呈多角形。胞核大而圆，居中，染色淡，核仁大、圆、深染，使胞核呈"鸟眼"状。胞质中充满深紫色块状或颗粒状尼氏体。从胞体发出多个突起，由于切片原因，仅突起根部可见。突起胞质中含尼氏体者为树突；突起起始部及突起本身胞质中无尼氏体者为轴突（图 8-1）。

图 8-1　兔脊髓（快蓝 - 焦油紫染色，高倍镜）
1. 轴丘；2. 树突；3. 尼氏体

（2）兔脊髓镀银染色

材料与方法　兔脊髓（横断），镀银染色。

此法可特异性地显示神经元胞质中的神经原纤维。

高倍：在脊髓灰质中，神经元胞质染为黄色，神经原纤维呈现为棕色的细丝状，交织成网（位于胞体）或成束（位于突起）（图 8-2）。

2.神经胶质细胞

（1）兔大脑金升汞染色

材料与方法　兔大脑，金升汞染色。

该染色法特异性地将星形胶质细胞染为黑色。

肉眼：染色淡的部位是大脑灰质，染色深的部位是白质。

高倍：在灰质中，可见许多神经元，因为切片的原因，看不到细胞突起，但有许多胞体和胞核，均很大。看不到突起的细胞为神经元的胞体部位；还有许多无明显突起的小细胞，为小胶质细胞或少突胶质细胞的胞

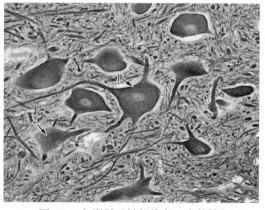

图 8-2　兔脊髓（镀银染色，高倍镜）
1. 神经元；2. 神经原纤维

体部。具有许多淡黑色突起的细胞为原浆性星形胶质细胞，其突起短而粗，分支多。在白质中可见纤维性星形胶质细胞，与原浆性星形细胞相比，其突起细长，分支较少。两种类型星形胶质细胞的突起末端膨大为脚板，贴附于血管壁，形成神经胶质膜（图 8-3）。

（2）兔大脑 Rio-Hortega 镀银法

材料与方法　兔大脑，Rio-Hortega 镀银染色。

此染色法可同时显示少突胶质细胞与小胶质细胞，将其突起染为棕黑色。

肉眼：染色淡的部位为大脑灰质，染色深的部位为大脑白质。

高倍：观察下列细胞

1）少突胶质细胞：胞体小，呈圆或卵圆形；从胞体发出 3～5 条短而分支少的突起，常呈串珠状（图 8-4A）。

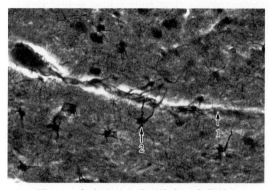

图 8-3　兔大脑（金升汞染色，高倍镜）
1. 毛细血管；2. 星形胶质细胞

2）小胶质细胞：胞体最小，呈棱形；常从胞体长轴两端发出数个树枝状的细突起（图 8-4B）。

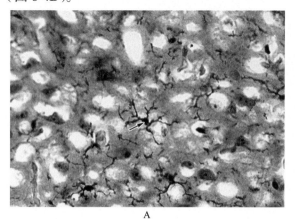

A

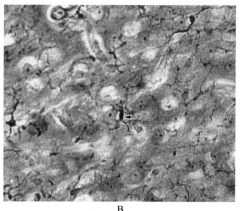

B

图 8-4　兔大脑（Rio-Hortega 镀银染色，高倍镜）
A. ↑少突胶质细胞；B. ↑小胶质细胞

3. 神经纤维

材料与方法　人坐骨神经，HE 染色。

肉眼：长条者为坐骨神经纵断面，圆形者为横断面。

1）横断面

低倍：标本最外侧的结缔组织为神经外膜。其内侧组织主要由圆形、大小不等的神经束构成。包围每一条神经束的是由扁平上皮细胞构成的神经束膜上皮及其外面的结缔组织，两者共同构成神经束膜。

高倍：神经束由大量有髓及无髓神经纤维构成，其横切面为圆形。神经纤维中央呈点状、淡蓝色的结构为轴突；轴突外围环行的淡粉红絮状结构为髓鞘；髓鞘外极薄的一层环形粉红色结构为施万细胞的胞质部，在此部位，亦可见其半月形的细胞核。神经膜细胞外围有极少量结缔组织成分，为神经内膜，但常不易分辨。神经纤维之间的圆形或椭圆形的细胞核多为成纤维细胞的细胞核，其细胞境界不清楚（图 8-5）。

2）纵断面

低倍：神经束由大量平行排列的有髓神经纤维组成。

高倍：神经纤维中央的淡蓝色线样结构为轴突；轴突上下两侧的淡粉红絮状结构为髓鞘；髓鞘外侧粉红色细线样结构为施万细胞的胞质部，在此部位，可见其椭圆形的核。沿施万细胞胞质部向两端仔细寻找，可见其沿轴突方向与另一施万细胞毗邻，此处较狭窄的部位即郎飞结，神经纤维之间长杆状的为纤维细胞核（图 8-6）。

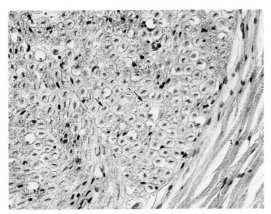
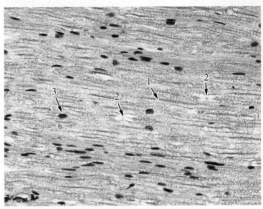

图 8-5　人坐骨神经（横断面）（HE 染色，高倍镜）　　图 8-6　人坐骨神经（纵断面）（HE 染色，高倍镜）

1. 轴突；2. 髓鞘；3. 神经束膜　　　　　　　　　　　1. 轴突；2. 郎飞结；3. 施万细胞核

4. 神经末梢

（1）触觉小体

1）人手指皮 HE 染色

材料与方法　人手指皮，HE 染色。

肉眼：切片上，靠近表面淡粉色的一层组织为表皮；标本底部染色极淡的为真皮。在表皮与真皮衔接部为真皮乳头层，可寻找到触觉小体。

低倍：在真皮乳头层中的触觉小体呈椭圆形或卵圆形，其长轴与皮肤表面垂直，外包结缔组织被囊。

高倍：触觉小体内有数层横向排列的扁平细胞，细胞胞体轮廓不清，仅可见明显的细胞核（图 8-7）。

2）人手指皮镀银染色

材料与方法 人手指皮，镀银染色。

此法将轴突及神经末梢特异地染为黑色。

肉眼：切片上，棕黄色的一侧为表皮；染色极淡的一侧为真皮。在表皮与真皮衔接部可寻找到触觉小体。

低倍：染色极淡的真皮结缔组织呈乳头状伸入表皮深层，形成真皮乳头。部分真皮乳头内可见到深染的椭圆形触觉小体。

高倍：触觉小体由隐约可见的扁平细胞叠落而成。一条黑色的较粗的神经纤维脱去髓鞘后进入触觉小体，分支盘绕扁平细胞（图 8-8）。

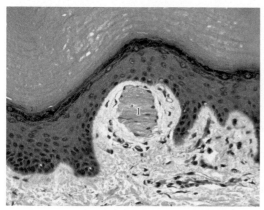

图 8-7 人手指皮（HE 染色，高倍镜）
1. 触觉小体

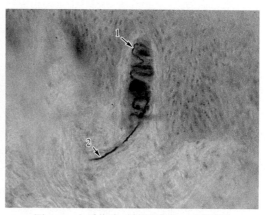

图 8-8 人手指皮（镀银染色，高倍镜）
1. 触觉小体；2. 神经纤维

（2）环层小体

材料与方法 人足底皮，HE 染色。

肉眼：标本中染为深粉红色及紫蓝色的一面为表皮；其下方淡粉色部位是真皮；再下方染色最浅的部位是皮下组织。

低倍：在真皮深部可见体积很大的圆形（横断）或椭圆形（斜断或纵断）的环层小体。

高倍：环层小体内部由多层扁平细胞（核为梭形）呈同心圆状排列；中央的圆柱体呈均质状粉红色，内含神经纤维末梢（图 8-9）。

（3）运动终板

材料与方法 兔骨骼肌（动眼肌）铺片，氯化金 - 甲酸浸染法。

该法将神经纤维及其末端特异性地染为黑色。

低倍：可见铺展的不规则排列的骨骼肌纤维束（骨骼肌纤维呈蓝黑色宽带状，核未着色）与神经束（神经纤维呈黑色细线状）。

高倍：单根神经纤维末端分支膨大呈爪样结构，附着在骨骼肌纤维上，即运动终板（图 8-10）。

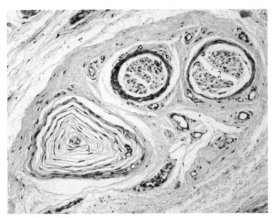
图 8-9 人足底皮（HE 染色，高倍镜）
1. 环层小体；2. 神经纤维束

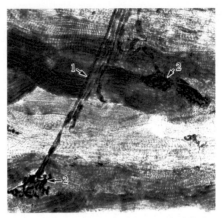
图 8-10 兔动眼肌（氯化金 - 甲酸浸染法，
高倍镜）
1. 神经纤维；2. 运动终板

（二）电镜照片

1. 神经元
材料与方法 豚鼠大脑，透射电子显微镜（TEM）制片。

可见神经元的细胞核，粗面内质网和树突（图 8-11）。

2. 有髓神经纤维
材料与方法 大鼠有髓神经纤维，透射电子显微镜（TEM）制片。

可见有髓神经纤维的轴突、髓鞘、施万细胞和神经内膜（图 8-12）。

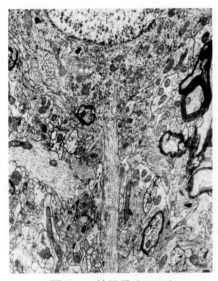
图 8-11 神经元（TEM）
1. 细胞核；2. 粗面内质网；3. 树突

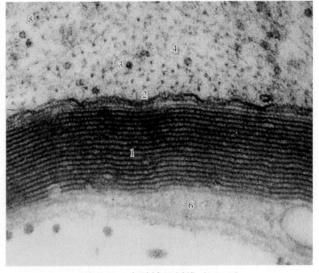
图 8-12 有髓神经纤维（TEM）
1. 髓鞘；2. 轴膜；3. 微管；4. 轴突；5. 神经丝；6. 施万细胞胞质

3. 无髓神经纤维
材料与方法 大鼠无髓神经纤维，透射电子显微镜（TEM）制片。

可见无髓神经纤维的轴突、神经膜细胞、神经内膜（图 8-13）。

4. 轴体突触

材料与方法　豚鼠大脑，透射电子显微镜（TEM）制片。

可见突触、突触小泡、突触前膜、突触后膜（图 8-14）。

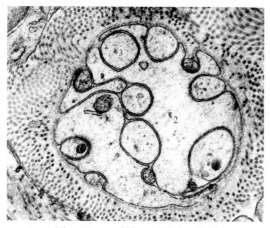

图 8-13　无髓神经纤维（TEM）

1. 神经内膜；2. 施万细胞胞质；3. 轴突

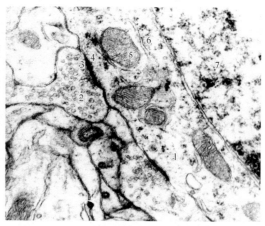

图 8-14　突触（TEM）

1. 胞体；2. 突触小泡；3. 突触前膜；4. 突触后膜；5. 线粒体；
6. 粗面内质网；7. 细胞核

5. 运动终板（神经 - 肌肉连接）

材料与方法　大鼠肋间肌，透射电子显微镜（TEM）制片。

可见骨骼肌的肌膜、轴突终末和突触小泡（图 8-15）。

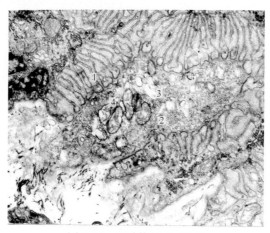

图 8-15　运动终板（TEM）

1. 突触后膜（肌膜）；2. 突触小泡；3. 轴突终末；4. 线粒体

三、绘图作业

绘制多极神经元光镜下模式图（图 8-16）。

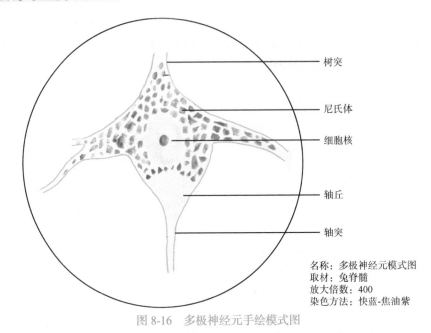

名称：多极神经元模式图
取材：兔脊髓
放大倍数：400
染色方法：快蓝-焦油紫

图 8-16　多极神经元手绘模式图

附录：中英文对照专业词汇

astrocyte　星形胶质细胞

axolemma　轴膜

axon　轴突

axon hillock　轴丘

axoplasm　轴质

chemical synapse　化学突触

dendrite　树突

dendritic spine　树突棘

electrical synapse　电突触

end feet　脚板

endoneurium　神经内膜

ependymal cell　室管膜细胞

epineurium　神经外膜

free nerve ending　游离神经末梢

glial cell　胶质细胞

internode　结间体

intrafusal muscle fiber　梭内肌纤维

lamellar corpuscle　环层小体

microglia　小胶质细胞

motor end plate　运动终板

motor nerve ending　运动神经末梢

motor neuron　运动神经元

muscle spindle　肌梭

myelin sheath　髓鞘

myelinated nerve fiber　有髓神经纤维

nerve　神经

nerve cell　神经细胞

nerve fiber　神经纤维

nervous tissue　神经组织

neural stem cell　神经干细胞

neurofibril　神经原纤维

neurofilament　神经丝

neuroglial cell　神经胶质细胞

neuromuscular junction　神经 - 肌连接

neuron　神经元

Nissl body　尼氏体

oligodendrocyte　少突胶质细胞

postsynaptic element　突触后部

postsynaptic membrane　突触后膜

presynaptic membrane　突触前膜

Ranvier node　郎飞结

satellite cell　卫星细胞

Schwann cell　施万细胞

sensory nerve ending　感觉神经末梢

sensory neuron　感觉神经元

synapse　突触

synaptic knob　突触小体

synaptic vesicle　突触小泡

tactile corpuscle　触觉小体

unmyelinated nerve fiber　无髓神经纤维

（孟晓婷）

第九章 神 经 系 统

一、实验目的

1. 阐明大脑和小脑的分层及血脑屏障的超微结构。
2. 在光镜下识别大脑、小脑与脊髓的结构和特征性神经元。
3. 从神经元之间的关联,理解中枢神经系统的复杂性和多样性,为神经系统疾病学习进行知识储备。

二、实验内容

(一)光学显微镜观察

1. 大脑

(1)人大脑

材料与方法　人大脑,HE 染色。

肉眼:可见两个相邻的大脑回断面,其表层为皮质,深层为髓质。

低倍:观察下列结构。

1)软膜:位于大脑回的表面,由结缔组织构成。可见小血管(蛛网膜成分)从大脑表面进入大脑实质。

2)灰质:主要由神经元和神经胶质细胞构成。在 HE 染色切片上,神经元的细胞核相对较大,呈圆形,胞质为嗜碱性,神经胶质细胞核较小而深染,其胞质与神经纤维均染成淡粉色,无法区分。不同形态的神经元以分层方式排列,一般从表面至深层可分为以下六层(图 9-1):

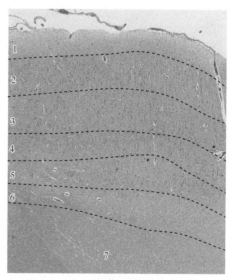

图 9-1　人大脑(HE 染色,低倍镜)

1. 分子层;2. 外颗粒层;3. 外锥体细胞层;4. 内颗粒层;5. 内锥体细胞层;6. 多形细胞层;7. 白质

①分子层:位于皮质最浅层,神经细胞少而小。

②外颗粒层:神经细胞较密集,由较多颗粒细胞及少量小锥体细胞组成。

③外锥体细胞层:可见较多中锥体细胞、小锥体细胞和少量颗粒细胞(图 9-2)。

④内颗粒层:神经细胞较密集,由大量颗粒细胞与少量锥体细胞组成。

⑤内锥体细胞层:主要为分散的大锥体细胞。

⑥多形细胞层:神经细胞较多,形态多样。

以上各层中神经元之间可见许多神经胶质细胞的细胞核。

3)白质:可见许多神经胶质细胞的细胞核。

（2）犬大脑

材料与方法　犬大脑，Cox 改良法染色。

此方法可显示各种类型神经元的完整形态，包括神经元胞体及突起。纤维性星形胶质细胞呈棕黑色，其余结构为淡黄色或无色（注：犬大脑不能按人大脑皮质分层）。

高倍：选一典型的大锥体细胞观察。胞体为锥体形，呈棕黑色，其顶端粗大的树突伸向皮质表面并有分支，胞体侧面的树突较细，胞体底部有时可见一条细而光滑的轴突（图 9-3）。

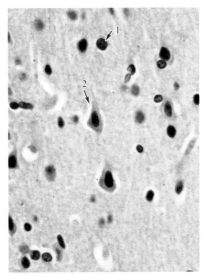

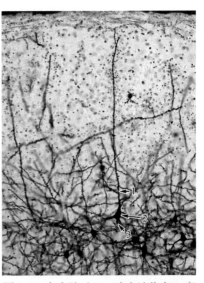

图 9-2　人大脑外锥体细胞层（HE 染色，低倍镜）

1. 颗粒细胞；2. 锥体细胞

图 9-3　犬大脑（Cox 改良法染色，高倍镜）

1. 顶树突；2. 锥体细胞的胞体；3. 轴突

2. 小脑

（1）人小脑

材料与方法　人小脑，HE 染色。

肉眼：可见许多小脑沟回，每个小脑回的表层呈浅粉色，为皮质；深层呈紫色，为髓质。

低倍：选一个小脑回观察（图 9-4）。

1）软膜：位于小脑回的表面，由结缔组织构成。

2）皮质：由表面至深层可分为以下三层：

①分子层：染色浅，神经细胞少，分散存在。

②浦肯野细胞层：由一层分散存在的浦肯野细胞组成。

③颗粒层：较厚，染色深。神经细胞排列紧密。细胞间可见染为粉红色的团块状结构，为小脑小球。

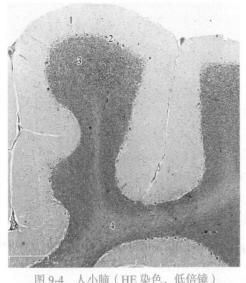

图 9-4　人小脑（HE 染色，低倍镜）

1. 分子层；2. 浦肯野细胞层；3. 颗粒层；4. 髓质

3）髓质：染色浅，可见神经胶质细胞的细胞核。

高倍：选一典型的浦肯野细胞观察。可见其胞体大，呈梨形，核为圆形，核仁明显。胞质呈弱嗜碱性，有的细胞顶端可见树突根部，有的细胞底部可见轴突的起始部分（图9-5）。

（2）兔小脑

材料与方法　兔小脑，Cox改良法染色。

高倍：观察下列细胞（图9-6～图9-8）。

1）浦肯野细胞：胞体呈梨形，顶端树突分支呈扇形伸入分子层，树突上可见大量树突棘；有的细胞胞体底部可见一条轴突。

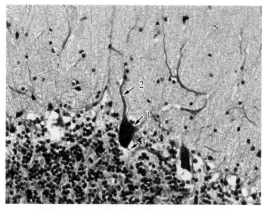

图 9-5　人小脑（HE 染色，高倍镜）
1. 浦肯野细胞胞体；2. 浦肯野细胞树突；3. 浦肯野细胞轴突

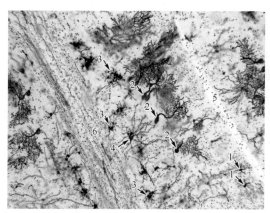

图 9-6　兔小脑（一）（Cox 改良法染色，高倍镜）
1. 分子层星状细胞；2. 浦肯野细胞；3. 颗粒细胞；4. 高尔基细胞；5. 小脑皮质表面（裂隙）；6. 小脑髓质

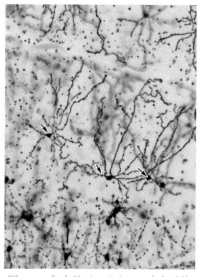

图 9-7　兔小脑（二）（Cox 改良法染色，高倍镜）
↑篮状细胞

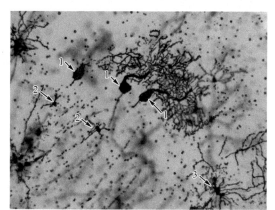

图 9-8　兔小脑（三）（Cox 改良法染色，高倍镜）
1. 浦肯野细胞；2. 颗粒细胞；3. 高尔基细胞

2）篮状细胞：位于分子层的深层，浦肯野细胞的上方；胞体较大，树突短而分支多，轴突长并沿皮质表面水平走行，其侧支末端有分支，包绕浦肯野细胞的胞体。

3）颗粒细胞：位于颗粒层。胞体呈圆形，树突短而少。末端分支呈爪状，其轴突伸向分子层内。

3. 脊髓

材料与方法　兔脊髓（胸段横断），快蓝-焦油紫染色。

肉眼：脊髓中央浅染呈蝴蝶形部分是灰

质，周围呈鲜蓝色的是白质。

低倍：观察下列结构。

1）软膜：由结缔组织组成，其表面被覆单层扁平上皮。

2）灰质

①中央管：位于灰质中央，管壁由室管膜上皮围成。

②前角：较宽大，其内可见成群分布、染色深的运动神经元。周围的神经纤维染成鲜蓝色，还可见许多神经胶质细胞核。

③侧角：可见成群而较小的交感神经元。

④后角：细而长，其内可见神经元、神经纤维及神经胶质细胞核。

3）白质：白质主要含有神经纤维，其髓鞘被染成鲜蓝色，其间可见少量神经胶质细胞的细胞核。

4. 脊神经节

材料与方法 人脊神经节，HE 染色。

肉眼：切片呈卵圆形。

低倍：观察下列结构。

1）被膜：包在脊神经节表面，由结缔组织构成。

2）节细胞：为假单极神经元，成群分布。

3）卫星细胞：为位于每个节细胞胞体周围的一层扁平或立方形的细胞。

4）神经纤维：成束分布于节细胞群之间，多为有髓神经纤维。

高倍：节细胞胞体呈圆形，大小不等；核圆，位于胞体中央，核仁明显。胞质呈弱嗜碱性，其内可见嗜碱性的细颗粒状尼氏体，散在分布。有些细胞胞质内还可见呈黄褐色的脂褐素颗粒。

5. 交感神经节

材料与方法 人交感神经节，HE 染色。

肉眼：切片呈圆形。

低倍：表面有结缔组织被膜。节细胞为多极神经元，均匀分布。神经元周围的胶质细胞数量少，神经元发出的轴突多形成无髓神经纤维。

高倍：神经节细胞胞体为圆形，大小相近。核圆，常偏位于细胞一侧，核仁明显。胞质内颗粒状的尼氏体分布均匀。

（二）电镜照片

血脑屏障

材料与方法 豚鼠大脑皮质，透射电子显微镜（TEM）制片。

连续毛细血管上皮细胞外包完整的基膜，有时可见周细胞。基膜外周是星形胶质细胞形成的胶质膜（图 9-9）。

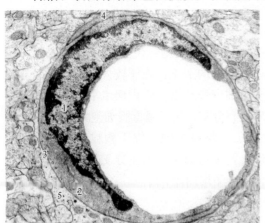

图 9-9 血脑屏障（TEM）

1.连续毛细血管内皮细胞；2.高尔基复合体；3.基膜；4.周细胞；5.星形胶质细胞脚板

附录：中英文对照专业词汇

cerebellum　小脑

cerebral ganglion　脑神经节

cerebrum　大脑

cortex　皮质

external granular layer　外颗粒层

external pyramidal layer　外锥体细胞层

gray matter　灰质

internal granular layer　内颗粒层

internal pyramidal layer　内锥体细胞层

molecular layer　分子层

polymorphic layer　多形细胞层

Purkinje cell　浦肯野细胞

spinal cord　脊髓

spinal nerve ganglion　脊神经节

white matter　白质

（李艳超）

第十章 循环系统

一、实验目的

1. 描述心脏、动脉、静脉和毛细血管的结构和功能。
2. 在光镜下识别心脏、动脉、静脉和毛细血管的结构。
3. 理解心血管循环系统结构改变与常见心血管疾病的关系，培养临床思维。

二、实验内容

（一）光学显微镜观察

1. 中动脉与中静脉（HE 染色）

材料与方法　人中动脉与中静脉（横断），HE 染色。

肉眼：腔小而圆者为动脉，腔大而不规则者为静脉。

（1）中动脉

低倍：管壁由腔内向外可分为三层（图 10-1、图 10-2）。

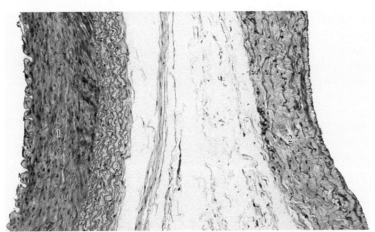

图 10-1　中动脉和中静脉（HE 染色，低倍镜）

1. 中动脉；2. 中静脉

1）内膜：由内向外分为内皮，内皮下层及内弹性膜。

2）中膜：最厚，由数十层环行的平滑肌细胞构成，肌细胞间有少量胶原纤维和弹性纤维。

3）外膜：由内向外由外弹性膜及结缔组织构成。

高倍：重点观察内膜及外膜。

1）内膜

①内皮：位于管腔的最内面，为单层扁平上皮。

②内皮下层：较薄，可见较细密的胶原纤维和少量平滑肌细胞。

③内弹性膜：是内膜与中膜的分界线，为一亮粉色、波浪状的弹性膜（图10-3）。

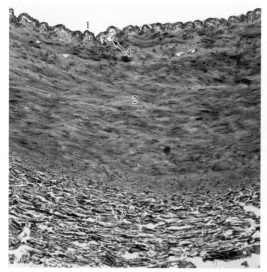

图10-2 中动脉（HE染色，低倍镜）
1. 内膜；2. 中膜；3. 外膜；4. 内弹性膜

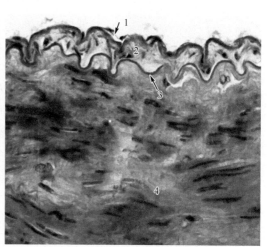

图10-3 中动脉（HE染色，高倍镜）
1. 内皮；2. 内皮下层；3. 内弹性膜；4. 中膜

2）外膜

①外弹性膜：较厚，亮粉色，为纵行排列的弹性纤维，是中膜与外膜的分界线。

②结缔组织：位于外弹性膜的外方，其内可见小血管和小神经束。

（2）中静脉

低倍：注意与中动脉对比观察。

1）内膜：较薄，由内皮和结缔组织构成，内弹性膜不明显。

2）中膜：与内膜的分界不清，由数层环行平滑肌细胞构成。

3）外膜：较厚，由结缔组织构成，其内可见被横断的纵行平滑肌束、小血管和小神经束。

2. 中动脉与中静脉（来复红染色）

材料与方法 人中动脉和中静脉（横断），来复红染色。

肉眼：腔小而圆者为动脉，腔大而不规则者为静脉。

（1）中动脉

低倍：主要观察中动脉管壁内弹性纤维的分布（图10-4）。

1）内弹性膜：位于内膜与中膜之间，为一条呈蓝紫色的波浪状弹性膜。

2）外弹性膜：位于中膜与外膜之间，为数层蓝紫色的点状或不规则密集条纹状的

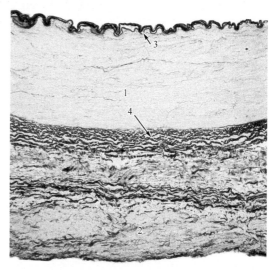

图10-4 中动脉和中静脉（来复红染色，低倍镜）
1. 中动脉；2. 中静脉；3. 内弹性膜；4. 外弹性膜

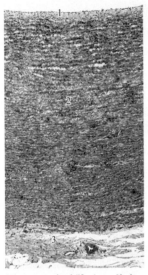

图 10-5 大动脉（HE 染色，
低倍镜）

1. 内膜；2. 中膜；3. 外膜

弹性纤维。

3）弹性纤维：在动脉壁各层内均可见纤细、呈蓝紫色的弹性纤维。

（2）中静脉

低倍：内弹性膜较薄；中膜内的弹性纤维少；外膜内的弹性纤维多，呈波纹状（图 10-4）。

3. 大动脉（HE 染色）

材料与方法　人主动脉（横断），HE 染色。

肉眼：切片呈弧形，凹面为腔面。

低倍：主要观察内膜、中膜和外膜（图 10-5）。

（1）内膜

1）内皮：单层扁平上皮。

2）内皮下层：较厚，其内可见胶原纤维及平滑肌细胞。

3）内弹性膜：因与中膜的弹性膜相连，故内弹性膜不明显。

（2）中膜：最厚，由数十层弹性膜和平滑肌构成。弹性膜呈亮粉色波浪状，其间夹有平滑肌细胞和胶原纤维及弹性纤维。

（3）外膜：外弹性膜不明显，结缔组织内可见管径大小不同的小动脉和小静脉、毛细血管、小神经束及脂肪细胞。有的局部外膜的最外层可见间皮覆盖，为腹膜腔的脏层。

4. 大动脉（来复红染色）

材料与方法　人主动脉（横断），来复红染色。

低倍：大动脉三层膜分界不明显。特点是大动脉中膜内有染成蓝紫色、呈波浪状的数十层弹性膜。每层弹性膜间可见弹性纤维。内膜、外膜中的弹性纤维呈密集条纹状或点状（图 10-6）。

5. 小动脉、小静脉和毛细血管

材料与方法　人主动脉（横断），HE 染色。

低倍：观察大动脉的外膜。选择一伴行的小动脉和小静脉。小动脉管腔小而圆，壁较厚；小静脉腔大而不规则，壁较薄。

高倍：主要观察小动脉和小静脉（图 10-7）。

（1）小动脉

1）内膜：可见内皮，内弹性膜明显。

2）中膜：有 3～9 层环行平滑肌。

3）外膜：由少量结缔组织构成。

（2）小静脉：由内皮及其外方少量结缔组织构成。有的小静脉中膜内可见 1～2 层散在的平滑肌。

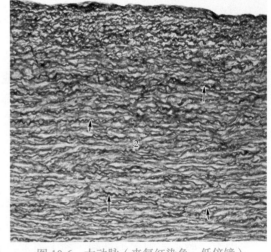

图 10-6　大动脉（来复红染色，低倍镜）

1. 内膜；2. 中膜；↑ 弹性膜

6. 大静脉

材料与方法　人下腔静脉（横断），HE 染色。

低倍：静脉三层膜分界不明显。内膜较薄，可见内皮。中膜不发达，其内可见散在的平滑肌细胞。特点是外膜很厚（图 10-8），在结缔组织中有大量被横断的纵行平滑肌束。有的切片中可见内膜呈薄片样伸入管腔，即为静脉瓣。

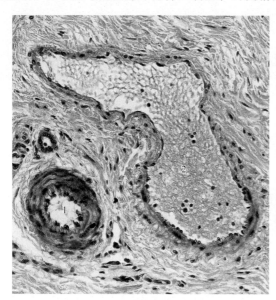

图 10-7　小动脉和小静脉（HE 染色，高倍镜）
1. 小动脉；2. 小静脉

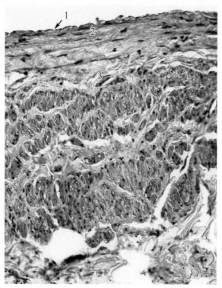

图 10-8　大静脉（HE 染色，低倍镜）
1. 内膜；2. 中膜；3. 外膜

7. 心脏

材料与方法　人心脏，HE 染色。

肉眼：厚壁侧为心室，薄壁侧为心房，心腔内薄片状结构为心瓣膜。

低倍：主要观察心房、心室及心瓣膜。

（1）心房及心室：心室与心房结构相同，从内向外分为三层膜。

1）心内膜

①内皮：位于心腔的内面，为单层扁平上皮。

②内皮下层：为一薄层较细密的结缔组织。

③心内膜下层：由疏松结缔组织构成。其内可见小血管及心脏传导系统的浦肯野纤维（图 10-9）。

2）心肌膜：较厚，由不同断面的心肌细胞构成。细胞间有少量结缔组织和丰富的毛细血管。

3）心外膜：由浆膜构成（即心包脏层），包括最外面的一层间皮和深面的薄层结缔组织。结缔组织内含有小血管、小神经束及大量脂肪细胞。

（2）心瓣膜：为心内膜向心腔内折叠的部分，其两面被覆内皮，中间为细密的结缔组织。

高倍：浦肯野纤维位于心内膜下层（图 10-10）。胞体比心肌细胞短而粗；核位于细胞中央，胞质内肌原纤维少且分布于细胞的周边，故胞质染色浅。

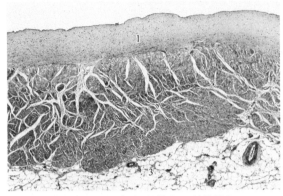

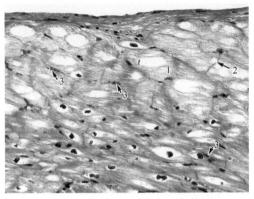

图 10-9　心脏（HE 染色，低倍镜）

1. 心内膜；2. 心肌膜；3. 心外膜

图 10-10　心脏（HE 染色，高倍镜）

1. 浦肯野纤维；2. 闰盘；3. 毛细血管

（二）电镜照片

1. 有孔毛细血管

材料与方法　兔颌下腺，透射电子显微镜（TEM）制片。

可见内皮细胞、内皮窗孔和窗孔隔膜、吞饮小泡、周细胞和基膜（图 10-11）。

2. 连续毛细血管

材料与方法　大鼠肌组织，透射电子显微镜（TEM）制片。

可见内皮细胞、紧密连接、吞饮小泡、基膜、周细胞（图 10-12）。

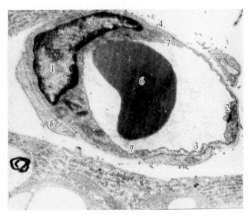

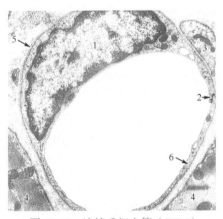

图 10-11　有孔毛细血管（TEM）

1. 内皮细胞；2. 紧密连接；3. 内皮窗孔；4. 基膜；5. 周细胞；6. 红细胞；7. 吞饮小泡

图 10-12　连续毛细血管（TEM）

1. 内皮细胞；2. 紧密连接；3. 周细胞；4. 肌组织；5. 基膜；6. 质膜小泡

附录：中英文对照专业词汇

arteriole　微动脉

artery　动脉

bundle cell　束细胞

capillary　毛细血管

cardiac valve　心瓣膜

circulatory system　循环系统

conducting system　传导系统

continuous capillary　连续毛细血管

endocardium　心内膜

endothelial cell　内皮细胞

epicardium　心外膜

external elastic membrane　外弹性膜

fenestrated capillary　有孔毛细血管

heart　心脏

internal elastic membrane　内弹性膜

large artery　大静脉

medium-sized artery　中动脉

medium-sized vein　中静脉

myocardium　心肌膜

pericyte　周细胞

Purkinje fiber　浦肯野纤维

sinusoid capillary　窦状毛细血管

small artery　小动脉

small vein　小静脉

subendocardial layer　心内膜下层

subendothelial layer　内皮下层

tunica adventitia　外膜

tunica intima　内膜

tunica media　中膜

vein　静脉

vein valve　静脉瓣

venule　微静脉

（赵　佳）

第十一章 免疫系统

一、实验目的

1. 阐述胸腺、淋巴结、脾和扁桃体的结构和功能。
2. 在光镜下识别胸腺、淋巴结、脾和扁桃体的结构。
3. 理解自身免疫病发生的形态学基础,培养临床思维。

二、实验内容

(一)光学显微镜观察

1. 胸腺

(1)幼儿胸腺

材料与方法　幼儿胸腺,HE 染色。

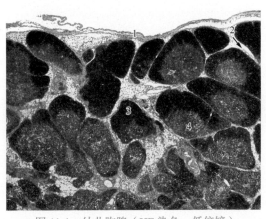

图 11-1　幼儿胸腺(HE 染色,低倍镜)
1. 被膜;2. 小叶间隔;3. 皮质;4. 髓质

肉眼:结缔组织构成被膜覆盖于胸腺表面,被膜下染色较深的是胸腺实质。

低倍:重点观察胸腺皮质和髓质(图 11-1)。

1)被膜、小叶间隔、胸腺小叶:标本表面的薄层结缔组织构成被膜,被膜的部分结缔组织伸入胸腺实质构成小叶间隔,将实质分成许多不完整的小叶。每个小叶是由周边着色深的皮质和中央着色浅的髓质构成。由于小叶分割不完全,因此数个小叶的髓质连接在一起。

2)胸腺皮质和髓质:皮质是由大量染色深的胸腺细胞和少量染色浅的胸腺上皮细胞构成。髓质由少量胸腺细胞和大量胸腺上皮细胞构成,可见散在分布、大小不等、嗜酸性的胸腺小体,是胸腺的特征性结构。

高倍:重点观察胸腺上皮细胞和胸腺小体(图 11-2)。

1)胸腺上皮细胞或称上皮性网状细胞:细胞核较大,椭圆形,染色浅,核仁清晰;胞质淡染,突起不易辨认。

2)胸腺细胞:即胸腺内不同发育阶段的 T 细胞。细胞体积小,核圆形、染色深,胞质深染。

3)胸腺小体:大小不等,呈不规则形或椭圆形的小体,由多层扁平、同心圆排列的胸腺上皮细胞组成。小体中央的细胞变性,呈嗜酸性,核消失,周边的胸腺上皮细胞染色较浅。

（2）成人胸腺

材料与方法 成人胸腺，HE 染色。

肉眼：标本呈不规则形，表面为被膜，被膜下为胸腺的实质，可见胸腺小叶。

低倍：成人胸腺的结构特点是实质内的淋巴组织明显减少，而脂肪组织明显增多（图 11-3）。

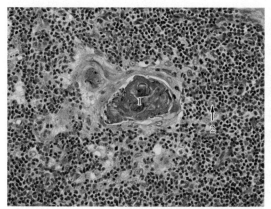

图 11-2 幼儿胸腺（HE 染色，高倍镜）

1. 胸腺小体；2. 胸腺上皮细胞

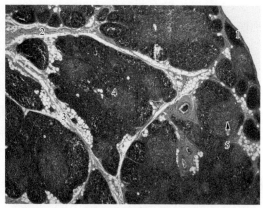

图 11-3 成人胸腺（HE 染色，低倍镜）

1. 被膜；2. 小叶间隔；3. 结缔组织；4. 胸腺小叶；5. 胸腺小体

2. 淋巴结

材料与方法 人淋巴结，HE 染色。

肉眼：标本呈圆形、椭圆形或蚕豆形，凹陷处为淋巴结门部。表面覆盖薄层被膜，被膜下是淋巴结实质，其周边着色深的部分是淋巴结皮质，中央着色浅的部分为髓质。

低倍：重点观察淋巴结皮质和髓质（图 11-4）。

（1）被膜、门部和小梁：标本表面浅红色的薄层结缔组织构成淋巴结被膜，其内可见输入淋巴管，内皮为单层上皮。淋巴结门部是由较大的动脉、静脉、输出淋巴管等构

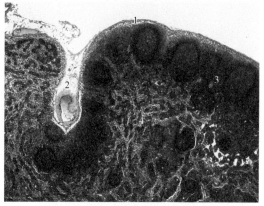

图 11-4 淋巴结（HE 染色，低倍镜）

1. 被膜；2. 门部；3. 皮质；4. 髓质

成，有的可见瓣膜及结缔组织（有时可见较多的脂肪细胞）。被膜和门部的结缔组织伸入淋巴结实质构成小梁。

（2）皮质：位于淋巴结实质周边，染色深的部分为淋巴结皮质，与髓质之间无明显边界，由以下三部分构成。

1）浅层皮质：位于皮质浅层，由淋巴小结和淋巴小结之间的弥散淋巴组织组成，主要由 B 细胞构成，称为 B 细胞区。淋巴小结的形态、大小和数量因淋巴结的功能状态而异，由初级淋巴小结和次级淋巴小结构成，次级淋巴小结中心着色浅的区域称为生发中心。

2）副皮质区：位于浅层皮质的深层，与周围组织无明显边界。由大片的弥散淋巴组织组成，主要细胞成分是 T 细胞，故又称胸腺依赖区，依淋巴结的功能状态而发生大小、形态变化。此区内可见许多毛细血管后微静脉（高内皮微静脉）。

3）皮质淋巴窦：是淋巴结皮质内的淋巴管，包括被膜与浅层皮质之间的被膜下窦和小梁与皮质之间的小梁周窦。

（3）髓质：位于淋巴结实质中央，由髓索和髓窦两部分组成（图 11-5）。

1）髓索：髓质内索条状的淋巴组织，相互连接吻合成不规则网状结构。主要由 B 细胞、浆细胞和巨噬细胞等构成，细胞排列密集，着色较深。

2）髓窦：髓索与髓索之间以及髓索与小梁之间着色较浅的部位，为髓质淋巴窦，简称髓窦，结构与皮质淋巴窦相似，但窦腔较为宽大。

高倍：重点观察生发中心、毛细血管后微静脉和淋巴窦。

（1）生发中心：次级淋巴小结中央着色浅的区域称生发中心，分为暗区和明区。暗区位于生发中心深部，细胞体积较大、着色较深；明区位于暗区外周，细胞中等大小、排列稀疏、着色较浅；生发中心近被膜侧包绕一层体积较小、密集排列的淋巴细胞，一般在其顶部最厚，称为小结帽。生发中心主要由 B 淋巴细胞构成，还有网状细胞，巨噬细胞不易区分（图 11-6）。

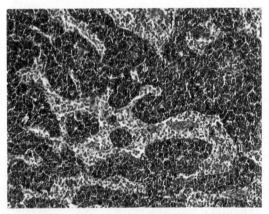

图 11-5　淋巴结髓质（HE 染色，低倍镜）

1. 髓索；2. 髓窦

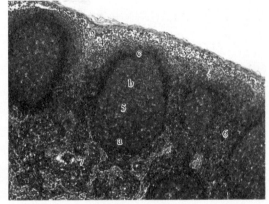

图 11-6　淋巴结皮质（HE 染色，高倍镜）

1. 被膜；2. 小梁；3. 被膜下窦；4. 小梁周窦；5. 次级淋巴小结：a 暗区，b 明区，c 小结帽；6. 弥散淋巴组织；7. 副皮质区

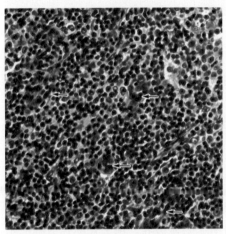

图 11-7　淋巴结副皮质区（HE 染色，高倍镜）

↑毛细血管后微静脉

（2）毛细血管后微静脉（高内皮微静脉）：位于副皮质区，其内皮细胞为立方形或矮柱状，染色浅（图 11-7）。

（3）淋巴窦

窦壁：主要由扁平的内皮细胞组成，内皮外有一层扁平的网状细胞和少量的网状纤维及薄层基质构成（图 11-8）。

窦腔：内有网状细胞、巨噬细胞和多种淋巴细胞等。网状细胞呈星形，突起互相连接，核卵圆形，浅染，核仁明显。巨噬细胞呈圆形或椭圆形，胞质嗜酸性，核小，染色深（图 11-8）。髓质淋巴窦腔较皮质淋巴窦大，巨噬细胞更多。

3. 脾

材料与方法 人脾，HE 染色。

肉眼：标本的表面有被膜覆盖，被膜下染色较深的是脾实质。在脾实质内散在分布大小不等、紫蓝色的点状结构是脾的白髓，其余大部分红色结构是脾的红髓。

低倍：重点观察白髓、红髓（图 11-9、图 11-10）。

（1）被膜和小梁：标本表面的粉红色较厚的结缔组织构成被膜，其内

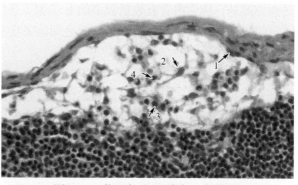

图 11-8 淋巴窦（HE 染色，高倍镜）
1. 内皮；2. 网状细胞；3. 巨噬细胞；4. 淋巴细胞

可见梭形的平滑肌纤维，被膜表面覆有单层扁平上皮构成的间皮。被膜的结缔组织伸向脾实质内形成小梁，在标本中可见其不同断面，有的小梁内含有小梁动脉和小梁静脉。

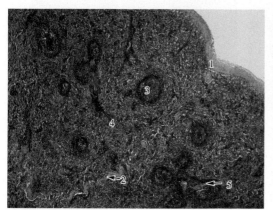

图 11-9 脾（HE 染色，低倍镜）
1. 被膜；2. 小梁；3. 白髓；4. 红髓；5. 中央动脉

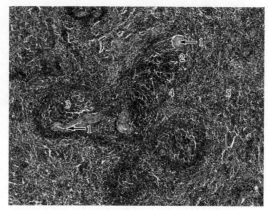

图 11-10 脾白髓（HE 染色，低倍镜）
1. 中央动脉；2. 动脉周围淋巴鞘；3. 淋巴小结；4. 边缘区；5. 红髓

（2）白髓：是实质内散在分布、紫蓝色的结构，其内可见中央动脉的不同断面。由以下三部分组成。

1）动脉周围淋巴鞘：是围绕在中央动脉周围的弥散淋巴组织，通常位于白髓的一侧，淋巴细胞主要由 T 细胞构成，是胸腺依赖区。如发生较为强烈的细胞免疫应答，则中央动脉位于白髓中央附近。

2）脾小体（脾小结或淋巴小结）：是白髓内呈球团状的淋巴组织，淋巴细胞主要由 B 细胞构成。可单独存在，或位于动脉周围淋巴鞘的一侧。当抗原刺激后，可出现生发中心，淋巴小结体积更大，数量更多。

3）边缘区：白髓最外侧和红髓交界的狭长区域，无明显边界。此区内含有 T 细胞、B 细胞和较多的巨噬细胞。

（3）红髓：位于被膜下、小梁周围和白髓周围大片富含血细胞的结构，由脾索和脾窦相间排列构成。

高倍：重点观察脾索和脾窦（图 11-11）。

（1）脾索：是富含血细胞的索条状淋巴组织，宽窄不等，互相连接成网。除了有大量

的血细胞外，脾索内含有数量较多的 B 细胞、浆细胞、巨噬细胞和大量血细胞。

（2）脾窦：又称脾血窦，是脾索之间的窦状毛细血管，形状不规则，相互吻合成网。

4. 扁桃体

材料与方法　人腭扁桃体，HE 染色。

肉眼：卵圆形，一侧表面陷入内部形成隐窝。

低倍：表面为薄层的复层扁平上皮，上皮向下陷入形成隐窝。隐窝周围的固有层有大量的淋巴组织，包括淋巴小结和弥散淋巴组织。淋巴组织的深面即扁桃体的底面为结缔组织的被膜（图 11-12）。

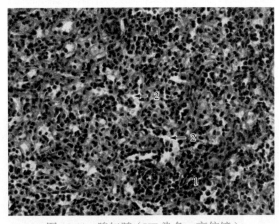

图 11-11　脾红髓（HE 染色，高倍镜）

1. 脾索；2. 脾（血）窦

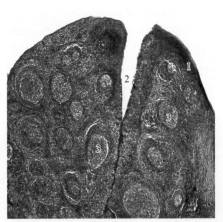

图 11-12　扁桃体（HE 染色，低倍镜）

1. 复层扁平上皮；2. 隐窝；3. 淋巴小结

（二）电镜照片

1. 胸腺皮质

材料与方法　大鼠胸腺皮质，透射电子显微镜（TEM）制片。

标本中央的是胸腺上皮细胞（上皮性网状细胞），呈星形、体积较大（图 11-13）、胞体周围发出很多突起。胸腺上皮细胞周围或突起间充满数量较多、体积较小、电子密度较高的胸腺细胞（不同发育阶段的 T 细胞）。

2. 血 - 胸腺屏障

材料与方法　大鼠胸腺皮质，透射电子显微镜（TEM）制片。

胸腺皮质的毛细血管及周围结构具有防止血液中大分子抗原等物质进入皮质的作用，称血 - 胸腺屏障，由连续毛细血管内皮（细胞之间有紧密连接）、内皮外的完整基膜、

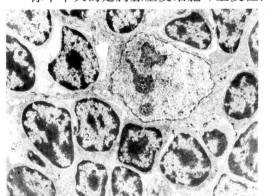

图 11-13　胸腺皮质（TEM）

1. 胸腺上皮细胞；2. 胸腺细胞

血管周隙（含巨噬细胞）、胸腺上皮基膜和一层连续的胸腺上皮细胞构成（图 11-14）。

3. 脾红髓

材料与方法　大鼠脾，扫描电子显微镜（SEM）制片。

位于标本中央腔较大的是脾窦，窦壁由平行排列的长杆状内皮细胞构成，细胞间隙较大，内皮外侧的基膜不完整，基膜外有少量的网状纤维环绕；脾窦周围的结构是脾索（图 11-15）。

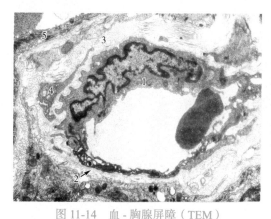

图 11-14　血 - 胸腺屏障（TEM）

1. 毛细血管内皮；2. 毛细血管基膜；3. 毛细血管周隙；4. 巨噬细胞（局部）；5. 胸腺上皮细胞及基膜

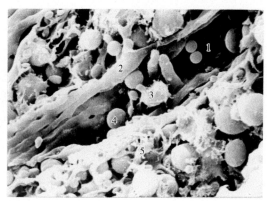

图 11-15　脾窦（SEM）

1. 脾窦；2. 脾窦内皮细胞；3. 白细胞；4. 红细胞；5. 网状细胞

附录：中英文对照专业词汇

afferent lymphatic vessel　输入淋巴管

antigen presenting cell　抗原呈递细胞

blood-thymus barrier　血 - 胸腺屏障

bone marrow-dependent lymphocyte　骨髓依赖淋巴细胞

capsule　被膜

central artery　中央动脉

cortex　皮质

cortical sinus　皮质淋巴窦

diffuse lymphoid tissue　弥散淋巴组织

efferent lymphatic vessel　输出淋巴管

epithelial reticular cell　上皮性网状细胞

germinal center　生发中心

hilus　门（部）

interlobular septum　小叶间隔

lymph node　淋巴结

lymphoid nodule　淋巴小结

lymphoid tissue　淋巴组织

marginal zone　边缘区

medulla　髓质

medullary cord　髓索

medullary sinus　髓窦

mononuclear phagocytic system　单核吞噬细胞系统

natural killer cell　自然杀伤细胞

paracortical zone　副皮质区

periarterial lymphatic sheath　动脉周围淋巴鞘

red pulp　红髓

satellite epithelial cell　星形上皮细胞

spleen　脾

splenic cord　脾索

splenic corpuscle　脾小体

splenic sinus　脾窦

subcapsular sinus　被膜下窦

superficial cortex　浅层皮质

thymic corpuscle　胸腺小体

thymocyte　胸腺细胞

thymus　胸腺

thymus-dependent lymphocyte　胸腺依赖淋巴细胞

trabecula　小梁

trabecular artery　小梁动脉

white pulp　白髓

（姜文华）

第十二章 皮 肤

一、实验目的

1. 理解并复述皮肤及附属器的结构和功能。
2. 在光学显微镜下识别表皮、真皮和皮肤附属器的结构。
3. 正确认识自然衰老和常见皮肤疾病的组织学基础，培养临床思维。

二、实验内容

（一）足底皮

材料与方法 人足底皮肤，HE 染色。

肉眼：切片一侧为深紫色（薄），另一侧为淡粉色（厚）。染色较深的部分（深紫色）为表皮，其深层染色较浅的部分（粉红色）为真皮，在真皮下方染色最淡的区域为皮下组织。

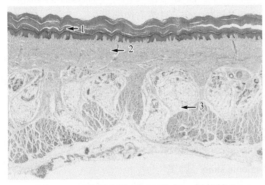

图 12-1 足底皮肤（HE 染色，低倍镜）
1. 表皮；2. 真皮；3. 皮下组织

低倍：真皮部分主要由致密结缔组织构成，并含有少量的汗腺、小血管和神经等。皮下组织中可见脂肪小叶（图 12-1）。

（1）表皮：为角化的复层扁平上皮，基底部凹凸不平，无血管，与真皮分界清楚。

（2）真皮：观察下列结构。

1）乳头层：位于真皮浅部，表皮下方，较薄，由较致密的结缔组织构成；并有真皮乳头凸入表皮，形成波浪状的接触面。乳头层内可见毛细血管和触觉小体。

2）网织层：位于乳头层深面，与乳头层无明显分界，由很厚的不规则致密结缔组织构成。网织层内可见较大的血管和大小不等的神经束，还可见环层小体和汗腺。

（3）皮下组织：与真皮无明显分界，主要由脂肪组织构成，脂肪小叶间有由疏松结缔组织构成的间隔。

高倍：观察以下结构。

（1）表皮：从基底至表面分为 5 层（图 12-2）。

1）基底层：由一层矮柱状的基底细胞构成。细胞边界不清，核呈椭圆形，胞质呈强嗜碱性。

2）棘层：由数层较大的多边形细胞构成。细胞核为圆形，胞质呈弱嗜碱性。基底细胞与棘细胞的胞质中均可见黄褐色黑素颗粒。在基底层和棘层中，还可见散在分布的、核深染而胞质清亮的细胞，位于基底层者多为黑素细胞，位于棘层者多为朗格汉斯细胞，但在光镜下无法确切分辨。

3）颗粒层：由2～3层扁平细胞构成，细胞核染色浅，胞质内含有大小不等的强嗜碱性透明角质颗粒。

4）透明层：较薄，细胞边界不清，胞质呈强嗜酸性，细胞核已消失。

5）角质层：较厚，由数十层角化的扁平上皮细胞构成，细胞边界消失，胞质呈嗜酸性。此层可见螺旋状穿行的汗腺导管，故呈现一连串的腔隙。

（2）汗腺：主要观察分泌部和导管。

1）分泌部：由单层矮柱状细胞围成，核圆，位于细胞基部；胞质染色较浅。腺细胞基底侧可见呈梭形的肌上皮细胞（图12-3）。

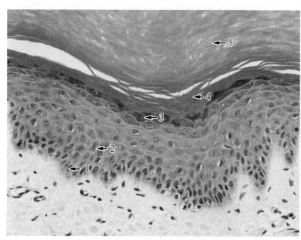

图 12-2 足底皮肤（HE 染色，高倍镜）
1.基底层；2.棘层；3.颗粒层；4.透明层；5.角质层

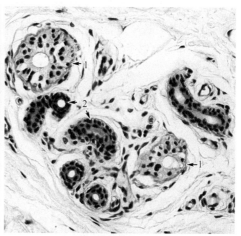

图 12-3 汗腺（HE 染色，高倍镜）
1.汗腺分泌部；2.汗腺导管

2）导管：由两层深染的立方形细胞围成，其向上穿行于真皮及表皮各层内（图12-3）。

（二）头皮

材料与方法 人头部皮肤，HE 染色。

肉眼：表皮较薄，真皮中可见许多毛根。

低倍：观察下列结构。

（1）表皮：表皮为较薄的角化复层扁平上皮。

（2）真皮：真皮与足底皮结构相似，但有毛根、皮脂腺、立毛肌和汗腺。

（3）皮肤附属器（图12-4）：包括毛、皮脂腺、立毛肌、汗腺等。

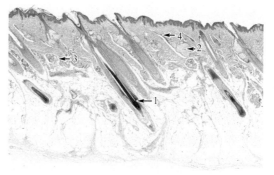

图 12-4 头皮（HE 染色，低倍镜）
1.毛囊；2.皮脂腺；3.汗腺；4.立毛肌

1）毛：位于真皮中的毛根被染成棕黄色。毛根末端膨大为毛球，其底面内陷，内有结缔组织、毛细血管和神经，称为毛乳头。毛母质及其上方的细胞中含有黑素颗粒。毛根外面是毛囊，其内层与表皮深层连续，由多层上皮细胞构成，为上皮根鞘；其外层由结缔组织构成，为结缔组织鞘（图12-5）。

2）皮脂腺：位于毛囊的一侧。因切面不同，故有的皮脂腺被横断或斜断，不与毛囊相连。

3）立毛肌：位于毛根与表皮形成钝角的一侧，位于皮脂腺的下方，为一束斜行的平滑肌束。一端与真皮浅层的结缔组织相连，另一端与毛囊相连。

4）汗腺：与足底皮所见结构相同。

高倍：观察下列结构。

（1）表皮：基底细胞中可见较多棕褐色的黑素颗粒；棘细胞中也可见黑素颗粒；颗粒层和透明层不明显；角质层很薄，被染成粉红色。

（2）皮脂腺：主要观察分泌部和导管（图12-6）。

1）分泌部：周围的细胞较小，染色深。愈向中央细胞愈大，呈多边形，核位于中央，胞质因脂滴于制片过程中溶解消失而呈泡沫状。

2）导管：较短，由复层扁平上皮构成，开口于毛囊。

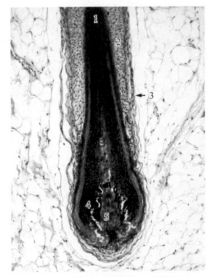

图12-5 毛（HE染色，低倍镜）

1.毛根；2.上皮根鞘；3.结缔组织鞘；4.毛球；5.毛乳头

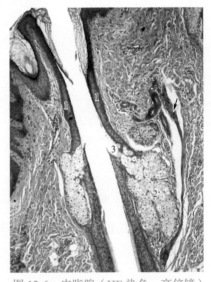

图12-6 皮脂腺（HE染色，高倍镜）

1.毛囊；2.皮脂腺分泌部；3.皮脂腺导管开口；4.立毛肌

（三）体皮

材料与方法 人腹壁皮肤，HE染色。

肉眼：切片一侧染色较深的部分为表皮，其下方染色较浅的部分为真皮和皮下组织。皮下组织深部染色粉红的区域为骨骼肌组织。

低倍：结构与头皮相似，但毛发细小而稀少，皮脂腺和立毛肌不发达。

附录：中英文对照专业词汇

arrector pili muscle 立毛肌

dermis 真皮

epidermis 表皮

hair 毛

hair bulb 毛球

hair follicle 毛囊

hair matrix cell 毛母质细胞

hair papilla 毛乳头

hair root 毛根

hair shaft 毛干

hypodermis 皮下组织

keratinocyte 角质形成细胞

keratohyalin granule 透明角质颗粒

lamellated granule 板层颗粒

Langerhans cell 朗格汉斯细胞

melanin 黑色素

melanin granule 黑素颗粒

melanocyte 黑素细胞

melanosome 黑素体

Merkel cell 梅克尔细胞

nail 指（趾）甲

papillary layer 乳头层

reticular layer 网织层

sebaceous gland 皮脂腺

sebum 皮脂

skin 皮肤

stratum basale 基底层

stratum corneum 角质层

stratum granulosum 颗粒层

stratum lucidum 透明层

stratum spinosum 棘层

sweat gland 汗腺

（薛 辉）

第十三章　内分泌系统

一、实验目的

1. 阐述甲状腺、甲状旁腺、肾上腺和垂体的结构及功能。
2. 在光镜下识别甲状腺、甲状旁腺、肾上腺和垂体的结构。
3. 理解内分泌激素水平异常与相关疾病的关系，培养临床思维。

二、实验内容

（一）光学显微镜观察

1. 甲状腺

（1）犬甲状腺（HE 染色）

材料与方法　犬甲状腺，HE 染色。

肉眼：甲状腺为粉红色结构，外表面包有薄层被膜，内部为甲状腺实质。

低倍：甲状腺边缘有由薄层结缔组织构成的被膜。实质内可见大小不等、圆形或类圆形的滤泡。滤泡壁为单层上皮细胞围成，滤泡腔内有染成粉红色的胶质，胶质周边可见一圈空隙，这是制片时由于胶质收缩所形成的人工假象。胶质周边常呈空泡状，可能是滤泡上皮细胞吞胶质后留下的痕迹。

高倍：滤泡壁为滤泡上皮细胞围成，细胞形态可因功能状态不同而出现变化。当滤泡上皮细胞合成和分泌甲状腺球蛋白功能活跃时，细胞呈矮柱状，同时胶质少；反之，滤泡上皮细胞呈扁平状，胶质多。滤泡上皮细胞胞质嗜酸性，染色较浅，核椭圆形或圆形，位于细胞中央。在滤泡壁内和滤泡之间还有单独或成群存在的滤泡旁细胞，细胞体积较大，呈椭圆或多边形，细胞核大而圆，胞质染色浅（图 13-1）。

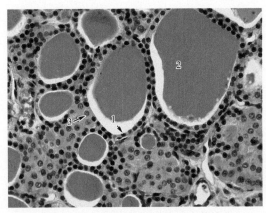

图 13-1　甲状腺（HE 染色，高倍镜）
1. 滤泡上皮细胞；2. 胶质；3. 滤泡旁细胞

（2）犬甲状腺（星蓝核真红染色）

材料与方法　犬甲状腺，星蓝核真红染色。

此法可特异性地显示滤泡旁细胞。

低倍：可见滤泡壁上和滤泡之间有些胞质被染成蓝色的细胞，即滤泡旁细胞。

高倍：在滤泡壁上的滤泡旁细胞夹在滤泡上皮细胞之间，贴近基膜，细胞边缘不接触滤泡腔。此细胞胞体较大，胞质内含有蓝色的分泌颗粒，细胞核染成红色（图 13-2）。

2. 甲状旁腺

材料与方法　人甲状旁腺，HE 染色。

肉眼：甲状旁腺较小，略呈肾形，染为蓝紫色。

低倍：表面被覆薄层结缔组织被膜，实质可见许多染色较浅的细胞成群存在，即主细胞，在主细胞之间有数量较少的粉红色细胞，为嗜酸性细胞（图 13-3）。

高倍：主要观察以下结构。

（1）主细胞：数量最多，体积较小，细胞轮廓清晰，多为圆形或多边形。细胞核圆，位于中央；胞质染色浅，多呈空泡状。

（2）嗜酸性细胞：数量少，单个或成群存在，细胞体积较大。细胞核较小，染色较深；细胞质呈嗜酸性。

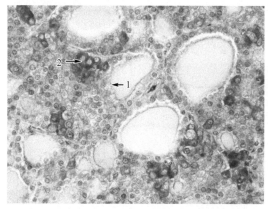

图 13-2　甲状腺（星蓝核真红染色，高倍镜）
1.滤泡上皮细胞；2.滤泡旁细胞

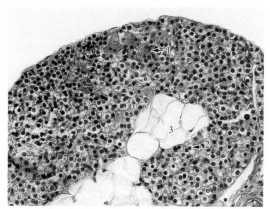

图 13-3　甲状旁腺（HE 染色，低倍镜）
1.嗜酸性细胞；2.主细胞；3.脂肪细胞

3. 肾上腺

材料与方法　人肾上腺，HE 染色。

此标本用含重铬酸钾的 Zenker 液固定，可显示髓质细胞中的嗜铬颗粒。

肉眼：标本呈三角形，周围大部分为皮质，中央为髓质，红染的网状带为两者的界线。

低倍：器官表面可见由结缔组织构成的被膜，为纤维膜。位于被膜下，染色较浅的部分是皮质。依据细胞排列方式不同，皮质可分为三层，位于皮质外周，细胞排列成球团状的一层为球状带；位于球状带深层，细胞排列成索条状的一层为束状带；位于束状带深层，细胞排列成网状的一层为网状带。髓质位于肾上腺的中央，细胞染色较深（图 13-4）。

高倍：主要观察人肾上腺皮质和髓质。

（1）皮质

1）球状带：较薄，细胞核圆，染色深，胞质呈很弱的嗜碱性，并有因脂滴溶去而形成的细小空泡。

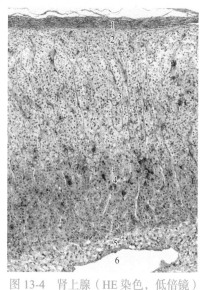

图 13-4　肾上腺（HE 染色，低倍镜）
1.被膜；2.球状带；3.束状带；4.网状带；5.髓质；6.中央静脉

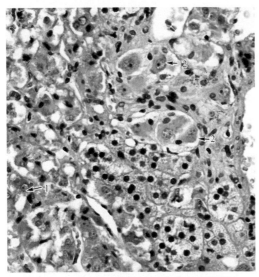

图 13-5 肾上腺髓质（HE 染色，高倍镜）

1. 嗜铬细胞；2. 交感神经节细胞

4. 垂体

材料与方法 人垂体，HE 染色。

肉眼：在标本一侧染色深的部分是远侧部，另一侧染色浅的部分为神经部，两者之间为中间部。

低倍：垂体表面有结缔组织被膜。远侧部细胞密集成团状、索状，细胞团索之间有丰富的血窦。中间部狭长，可见少量大小不等的滤泡，腔内含有胶质。神经部染色最浅，细胞成分少，主要由无髓神经纤维和神经胶质细胞构成（图 13-6）。

高倍：主要观察以下结构。

（1）远侧部：主要由三种细胞和血窦组成（图 13-7）。

1）束状带：是皮质中最厚的一层，细胞较大，呈多边形；核圆，胞质呈泡沫状。细胞索之间有丰富的窦状毛细血管。

3）网状带：细胞小，呈多边形。胞质为嗜酸性，并可见脂褐素。

（2）髓质：细胞轮廓不清，排列成团状或索状。核圆或椭圆形，位于细胞中央，胞质内有许多黄褐色嗜铬颗粒。细胞团索之间可见血窦。髓质中央有较大的血管，即中央静脉，管壁一侧有较厚的平滑肌。有时在细胞团索之间还可见有少数交感神经节细胞，胞体不规则；核大而圆，染色浅，核仁明显，胞质呈嗜碱性。其周围可见小的蓝色细胞核，为神经胶质细胞核（图 13-5）。

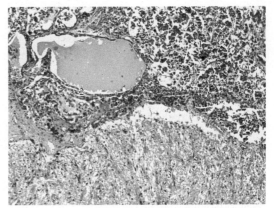

图 13-6 垂体（HE 染色，低倍镜）

1. 远侧部；2. 中间部；3. 神经部

1）嗜酸性细胞：远侧部的中央区域最多。胞体较小，圆形或椭圆形；核圆形，常偏于一侧；胞质呈嗜酸性。

2）嗜碱性细胞：多分布在远侧部的周边。数量较少，细胞体较大，圆形或多边形，胞质染成紫蓝色，其中隐约可见嗜碱性颗粒。

3）嫌色细胞：数量最多，成群存在。细胞较小，边界不清，核为圆形，胞质染色浅。

（2）中间部：滤泡上皮细胞为单层立方状或柱状。滤泡腔内含粉红色胶质。滤泡间也有一些嫌色细胞和小的嗜碱性细胞。

（3）神经部：可见较多椭圆形的神经胶质细胞核，其胞质与无髓神经纤维均染成淡粉或灰色，无法区分；有的神经胶质细胞胞质内含较多棕黄色的色素颗粒。此外，尚可见赫林体，呈淡粉色或灰色、大小不等的圆形或椭圆形小体（图 13-8）。

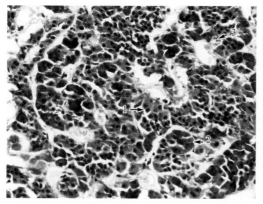

图 13-7　腺垂体远侧部（HE 染色，高倍镜）

1. 嗜酸性细胞；2. 嗜碱性细胞；3. 嫌色细胞

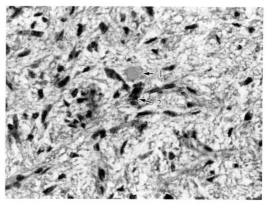

图 13-8　神经垂体神经部（HE 染色，高倍镜）

1. 赫林体；2. 神经胶质细胞

（二）电镜照片

1. 滤泡上皮细胞和滤泡旁细胞

材料与方法　大鼠甲状腺，透射电子显微镜（TEM）制片。

可见甲状腺滤泡上皮将胶质与滤泡旁细胞分隔开（图 13-9）。

2. 肾上腺束状带细胞

材料与方法　大鼠肾上腺，透射电子显微镜（TEM）制片。

可见管泡状嵴的线粒体、滑面内质网和脂滴（图 13-10）。

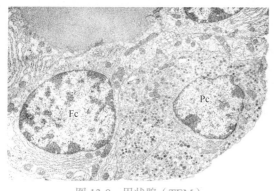

图 13-9　甲状腺（TEM）

Fc：滤泡上皮细胞；Pc：滤泡旁细胞

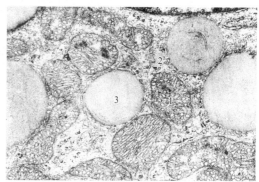

图 13-10　肾上腺束状带细胞（TEM）

1. 线粒体；2. 滑面内质网；3. 脂滴

附录：中英文对照专业词汇

adenohypophysis　腺垂体

adrenal gland　肾上腺

basophil　嗜碱性细胞

chief cell　主细胞

chromaffin cell　嗜铬细胞

chromophobe cell　嫌色细胞

colloid　胶质

corticotroph　促肾上腺皮质激素细胞

endocrine　内分泌

follicle　滤泡

follicular epithelial cell　滤泡上皮细胞

gonadotroph　促性腺激素细胞

Herring body　赫林体

hormone　激素

hypophyseal portal system　垂体门脉系统
mammotroph　催乳激素细胞
neurohypophysis　神经垂体
oxyphil cell　嗜酸性细胞
paracrine　旁分泌
parafollicular cell　滤泡旁细胞
parathyroid gland　甲状旁腺
pars distalis　远侧部
pars intermedia　中间部
pars nervosa　神经部
pituicyte　垂体细胞

pituitary gland　垂体
somatotroph　生长激素细胞
target cell　靶细胞
thyroid gland　甲状腺
thyrotroph　促甲状腺激素细胞
zona fasciculata　束状带
zona glomerulosa　球状带
zona reticularis　网状带

（崔佳乐）

第十四章 消 化 管

一、实验目的

1. 理解消化管壁的基本结构，阐述食管、胃、小肠、大肠的结构与功能。
2. 在光镜下识别食管、胃底、空肠、回肠、十二指肠、结肠和阑尾的结构。
3. 培养重视饮食卫生与预防消化系统疾病的意识，培养临床思维。

二、实验内容

（一）光学显微镜观察

1. 舌

（1）丝状乳头和菌状乳头

材料与方法　人舌尖部，HE 染色。

肉眼：切片表面染色较深的部分为黏膜，其深面为舌肌。

低倍：黏膜的复层扁平上皮和其下方固有层的结缔组织向表面突起，形成舌乳头。此切片上可见两种舌乳头。

1）丝状乳头：数量多，呈圆锥形，其上皮的浅层细胞有轻度角化。乳头表面黏附的不规则形结构为舌苔。

2）菌状乳头：散在于丝状乳头之间。数量少，呈蘑菇状，其上皮的浅层细胞不角化，乳头表面上皮内偶见味蕾。固有层的结缔组织内含有丰富的毛细血管。

（2）轮廓乳头

材料与方法　人舌，HE 染色。

肉眼：切片的黏膜面有一从凹槽向黏膜表面突出的柱状结构，为轮廓乳头。

低倍：主要观察轮廓乳头和味腺。

1）轮廓乳头：是舌乳头中最大的一种。顶部平坦，周围黏膜深陷形成环沟。上皮为未角化的复层扁平上皮，乳头侧壁与环沟外壁的上皮内可见较多的味蕾。

2）味腺：为浆液性腺，开口于环沟底部，可位于固有层的结缔组织内及黏膜深面的舌肌之间。

（3）叶状乳头

材料与方法　兔舌，HE 染色。

低倍：乳头形如叶片状，相邻叶状乳头之间有沟，沟两侧上皮内可见许多味蕾。固有层内可见浆液性味腺，开口于沟底。

高倍：味蕾为淡染的椭圆形小体，其顶端有味孔，由三种细胞组成。

1）味细胞：位于味蕾的中央，核呈椭圆形，染色浅。

2）支持细胞：位于味蕾周边和味细胞之间，核呈长椭圆形，染色深。

3）基细胞：位于味蕾的基底部，核小而圆。

2. 食管

材料与方法　人食管（横断），HE 染色。

肉眼：食管的管腔呈星形，可见数条纵行的皱襞被横断，管腔中可见一些食物残渣。

低倍：从管腔内侧面由内向外逐层观察（图 14-1）。

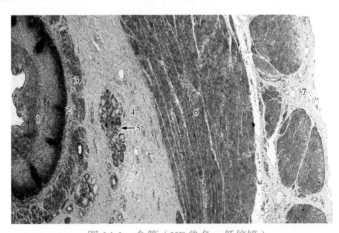

图 14-1　食管（HE 染色，低倍镜）

1. 黏膜上皮；2. 固有层；3. 黏膜肌层；4. 黏膜下层；5. 食管腺；6. 肌层；7. 外膜

（1）黏膜

1）上皮：是管腔最内层染色深的部分，为未角化的复层扁平上皮。

2）固有层：位于上皮外方，较薄，由结缔组织构成，其内可见淋巴组织、小血管及食管腺的导管。

3）黏膜肌层：位于固有层的深层，较厚，由纵行的平滑肌束构成。

（2）黏膜下层：由疏松结缔组织构成，其内有较大的血管和黏膜下神经丛，此层有较多食管腺。该腺体为黏液性腺或混合性腺，混合性腺内以黏液性腺泡为多，其导管由复层上皮构成。

（3）肌层：为内环外纵两层。因取材部位不同可分为骨骼肌、平滑肌或两者同时存在。

（4）外膜：为纤维膜，由疏松结缔组织构成。

3. 胃

（1）胃底部

材料与方法　人胃底部（横断），HE 染色。

肉眼：切片一侧的表面可见多个皱襞。

低倍：区分胃壁的四层结构。

1）黏膜：其表面可见一些食物残渣附着（图 14-2）。

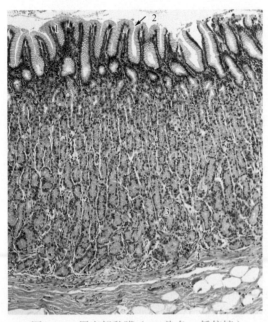

图 14-2　胃底部黏膜（HE 染色，低倍镜）

1. 上皮；2. 胃小凹；3. 胃底腺；4. 黏膜肌层

①上皮：为单层柱状上皮。上皮下陷形成许多胃小凹，因切面不同可见横断、纵断及斜断各种断面。胃小凹底部为胃底腺的开口，胃底部的胃小凹较浅，约占黏膜厚度的1/4。

②固有层：内有大量的胃底腺，因切面不同而使得腺体被切成各种断面。腺体之间仅有少量的结缔组织，淋巴组织和散在的平滑肌纤维。选择一个典型的纵切面的胃底腺，区分出腺体的颈部、体部和底部。

③黏膜肌层：为薄层平滑肌，内环外纵不明显。

2）黏膜下层：由疏松结缔组织构成，其内可见较大的血管和黏膜下神经丛。

3）肌层：较厚，平滑肌纤维的走行方向不易区分。肌层之间可见肌间神经丛。

4）外膜：浆膜，由结缔组织和表面的间皮构成。

高倍：观察黏膜的结构。

1）上皮：单层柱状上皮，无杯状细胞。表面黏液细胞的椭圆形细胞核位于细胞的基部，顶部胞质内充满黏原颗粒，HE染色呈透明状。

2）胃底腺：主要由壁细胞、主细胞和颈黏液细胞组成（图14-3）。

①壁细胞：主要分布在腺体的颈部和体部。细胞较大，呈圆形或锥体形；细胞核圆形，位于细胞中央，偶见双核；胞质呈强嗜酸性。

②主细胞：主要分布在腺体的体部和底

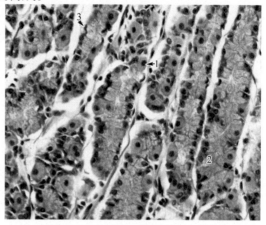

图 14-3　胃底腺（HE 染色，高倍镜）

1. 壁细胞；2. 主细胞；3. 颈黏液细胞

部，数量较多。细胞呈柱状；细胞核圆形，位于细胞的基部；基部胞质嗜碱性较强，顶部胞质染色浅，其中的酶原颗粒多于制片过程中溶解消失。

③颈黏液细胞：分布在腺体的颈部，数量较少，常位于壁细胞之间。细胞呈柱状，细胞核扁平形，位于细胞的基底部；胞质染色浅。此细胞在切片上不易分辨。

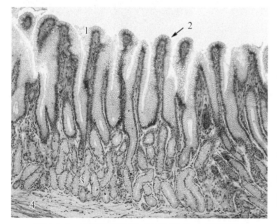

图 14-4　幽门部黏膜（HE 染色，低倍镜）

1. 上皮；2. 胃小凹；3. 幽门腺；4. 黏膜肌层

（2）胃幽门部

材料与方法　人胃幽门部，HE 染色。

低倍：与胃底部相比，具有下列结构特点（图14-4）：

1）胃小凹：较深，约占黏膜厚度的1/2，小凹底部与幽门腺相连。

2）幽门腺：位于固有层内，因是分支管状腺，故切片上可见各种断面。腺细胞呈柱状，细胞核位于细胞的基部，胞质中充满黏原颗粒，HE 染色呈透明状。

3）幽门括约肌：由肌层内环行平滑肌极度增厚而成。

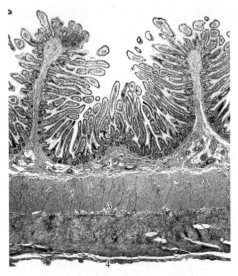

图 14-5　空肠（HE 染色，低倍镜）
1. 黏膜；2. 黏膜下层；3. 肌层；4. 外膜

4. 小肠

（1）空肠

材料与方法　人空肠（纵断），HE 染色。

肉眼：切片一侧可见数个较高的突起，为小肠的环行皱襞被横断。在皱襞表面及皱襞之间的黏膜面有许多细小的突起，即绒毛。

低倍：区分小肠壁的四层结构（图 14-5）。

1）黏膜：因切面不同，黏膜表面可见纵切的绒毛和与黏膜脱离被横切的绒毛。固有层的结缔组织中可见许多不同断面的肠腺和较多嗜酸性粒细胞，偶见孤立淋巴小结。黏膜肌层由薄层平滑肌构成。

2）黏膜下层：由疏松结缔组织构成，含有丰富的血管、脂肪细胞及黏膜下神经丛。

3）肌层：内环肌被横断，外纵肌被纵断。两层平滑肌之间可见肌间神经丛。

4）外膜：浆膜，由结缔组织和表面的间皮构成。

高倍：主要观察下列结构。

1）绒毛：表面被覆有单层柱状上皮。上皮中大部分为柱状细胞，其游离面可见一层深粉红色的结构，为纹状缘。柱状细胞之间夹有少量的杯状细胞。因固定液不同，此切片上的杯状细胞顶部的黏原颗粒被染成蓝色颗粒状。绒毛中轴为固有层的结缔组织，其内有丰富的毛细血管和散在的平滑肌纤维。中央乳糜管因管腔塌陷而不易辨认（图 14-6）。

2）小肠腺：由上皮下陷至固有层内而成，主要的组成细胞有柱状细胞、杯状细胞和帕内特细胞（图 14-6）。

①柱状细胞和杯状细胞：结构与绒毛上皮细胞相同。

②帕内特细胞（潘氏细胞）：常三五成群地位于肠腺的基底部。细胞呈锥体形，核圆，位于细胞的基部。顶部胞质内有粗大的嗜酸性颗粒。

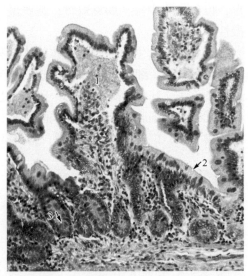

图 14-6　空肠（HE 染色，高倍镜）
1. 绒毛；2. 纹状缘；3. 帕内特细胞

3）肌间神经丛：呈卵圆形，周围有结缔组织包裹（图 14-7）。

①神经元：胞体较大，核大而圆，染色浅，核仁大而清晰，胞质呈弱嗜碱性。

②神经胶质细胞：位于神经元周围，细胞边界不清，可见染色深的细胞核。

③神经纤维。

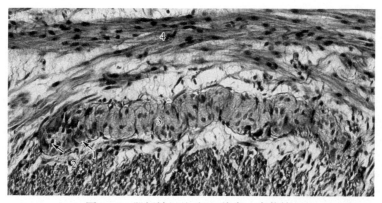

图 14-7 肌间神经丛（HE 染色，高倍镜）

1. 神经元；2. 神经胶质细胞；3. 神经纤维；4. 平滑肌

（2）十二指肠

材料与方法　人十二指肠（纵断），HE 染色。

低倍：管壁的结构与空肠基本相同。十二指肠的绒毛高而宽，绒毛之间的间隙较窄。特点是黏膜下层中有十二指肠腺。

高倍：十二指肠腺为黏液腺，腺细胞呈矮柱状，核呈扁圆形，位于细胞基底部，胞质染色浅。腺泡可穿过黏膜肌层，开口于小肠腺的底部（图 14-8）。

（3）回肠

材料与方法　人回肠（纵断），HE 染色。

低倍：管壁的结构与空肠基本相同。切片一侧可见到数个皱襞，回肠的绒毛高而细。特点是固有层内有发达的集合淋巴小结，并可穿过黏膜肌层进入到黏膜下层（图 14-9）。

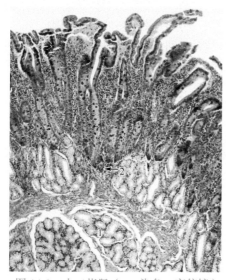

图 14-8　十二指肠（HE 染色，高倍镜）

1. 十二指肠腺；2. 帕内特细胞

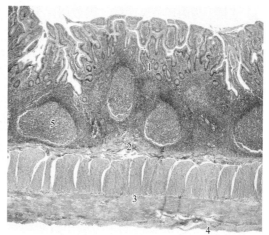

图 14-9　回肠（HE 染色，低倍镜）

1. 黏膜；2. 黏膜下层；3. 肌层；4. 外膜；5. 淋巴小结

5. 大肠

（1）结肠

材料与方法　人结肠（纵断），HE 染色。

肉眼：切片上结肠壁较小肠壁厚，一侧可见皱襞，但无绒毛。

低倍：区分结肠壁的四层结构（图 14-10）。

1）黏膜

①上皮：为单层柱状上皮，柱状细胞之间夹有大量杯状细胞。

②固有层：充满密集排列的结肠腺（图 14-11）。因切面不同，可见横断面、纵断面和斜断面的结肠腺，腺上皮内有较多杯状细胞。该层内偶见孤立淋巴小结。

③黏膜肌层：为内环外纵两层较薄的平滑肌。

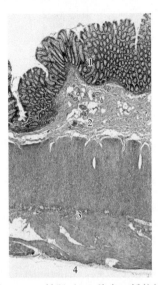

图 14-10　结肠（HE 染色，低倍镜）
1. 黏膜；2. 黏膜下层；3. 肌层；4. 外膜

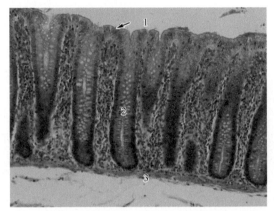

图 14-11　结肠腺（HE 染色，低倍镜）
1. 上皮；2. 结肠腺；3. 黏膜肌层

2）黏膜下层：由疏松结缔组织构成，内有血管、神经丛及较多的脂肪细胞。

3）肌层：为内环外纵两层。因该切片为纵断，故外纵肌局部增厚形成的结肠带不明显。

4）外膜：浆膜。

（2）阑尾

材料与方法　人阑尾（横断），HE 染色。

肉眼：管腔狭窄而不规则。

低倍：阑尾管壁的结构类似结肠。特点是固有层内肠腺短而稀少，肠腺上皮内的杯状细胞较多。固有层与黏膜下层中有大量密集排列的集合淋巴小结（图 14-12），有的淋巴小结可见明显的生发中心。

6. 消化管内分泌细胞

材料与方法　人结肠，品红 - 偶氮焰红染色。

低倍：结肠经 Susa 液固定，制作石蜡切片，用 Gill 半氧化苏木精染细胞核，然后入品红 - 偶氮焰红复合染液内染色。结果是内分泌细胞的颗粒呈橘黄色或橘红色，细胞核呈蓝色。

高倍：选择散在于上皮细胞之间或肠腺细胞之间的内分泌细胞观察。细胞呈圆形或三角形，核为圆形或卵圆形，基部胞质内充满大小不等的分泌颗粒，被染成橘黄色。注意区别肠腺底部的帕内特细胞，其胞质内颗粒呈粉红色。在固有层内的结缔组织中还可见较多嗜酸性粒细胞，其胞质内颗粒呈鲜红色。

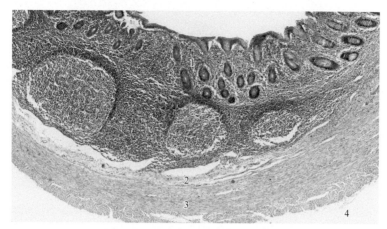

图 14-12 阑尾（HE 染色，低倍镜）

1. 黏膜；2. 黏膜下层；3. 肌层；4. 外膜

（二）电镜照片

1. 胃上皮

材料与方法　大鼠胃黏膜，扫描电子显微镜（SEM）制片。

可见胃上皮的表面黏液细胞和胃小凹（图 14-13）。

2. 壁细胞

材料与方法　大鼠胃黏膜，透射电子显微镜（TEM）制片。

可见壁细胞的细胞内分泌小管腔面的微绒毛，胞质内线粒体丰富（图 14-14）。

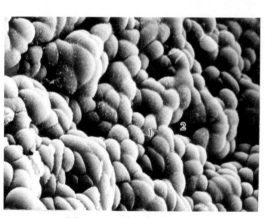

图 14-13 胃上皮（SEM）

1. 表面黏液细胞；2. 胃小凹

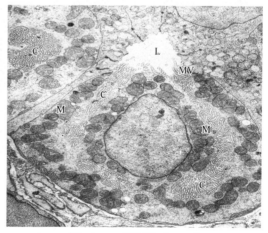

图 14-14 壁细胞（TEM）

C：细胞内分泌小管；L：管腔；M：线粒体；MV：微绒毛

3. 主细胞

材料与方法　大鼠胃黏膜，透射电子显微镜（TEM）制片。

可见主细胞胞质内有丰富的粗面内质网和酶原颗粒（图 14-15）。

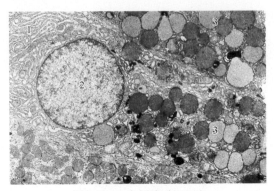

图 14-15 · 主细胞（TEM）
1. 粗面内质网；2. 细胞核；3. 酶原颗粒

附录：中英文对照专业词汇

absorptive cell　吸收细胞

central lacteal　中央乳糜管

chief cell　主细胞

colon　结肠

digestive tract　消化管

duodenum　十二指肠

esophageal gland　食管腺

esophagus　食管

fibrosa　纤维膜

fundic gland　胃底腺

gastric pit　胃小凹

ileum　回肠

intestinal gland　肠隐窝

intestinal villus　肠绒毛

intestine　肠

intracellular secretory canaliculus　细胞内分泌小管

intrinsic factor　内因子

jejunum　空肠

lamina propria　固有层

mucosa　黏膜

mucous neck cell　颈黏液细胞

muscularis　肌层

muscularis mucosa　黏膜肌层

myenteric nerve plexus　肌间神经丛

Paneth cell　帕内特细胞

parietal cell　壁细胞

pepsin　胃蛋白酶

pepsinogen　胃蛋白酶原

plica　皱襞

pyloric gland　幽门腺

rectum　直肠

serosa　浆膜

stomach　胃

submucosa　黏膜下层

submucosal nervous plexus　黏膜下神经丛

surface mucous cell　表面黏液细胞

taenia coli　结肠带

tubulovesicular system　微管泡系统

（崔佳乐）

第十五章 消 化 腺

一、实验目的

1. 简单了解唾液腺的结构与功能。
2. 详细复述肝和胰腺的结构与功能。
3. 在光镜下识别下颌下腺、腮腺、肝小叶及门管区和胰腺外分泌部及胰岛的结构。
4. 理解常见肝病与肝细胞超微结构之间的关系，培养临床思维。

二、实验内容

（一）光学显微镜观察

1. 腮腺

材料与方法 人腮腺，HE 染色。

肉眼：实质性器官，组织呈紫蓝色。

低倍：腮腺为浆液性腺，切片一侧可见粉染的结缔组织被膜。腺实质被结缔组织分隔成许多小叶，小叶内可见许多浆液性腺泡、成群的脂肪细胞、闰管及分泌管（纹状管）。小叶之间的结缔组织内可见小叶间导管、血管及神经。

高倍：主要观察下列结构。

（1）浆液性腺泡：由浆液性腺细胞组成，腺细胞呈锥体形，细胞核圆形，位于细胞的基部；基底部胞质嗜碱性较强，顶部胞质中的酶原颗粒由于在制片过程中被溶解，故染色较浅（图 15-1）。

（2）导管

1）闰管：较长，管径细，管壁为单层扁平或单层立方上皮。

2）分泌管：较发达，位于腺泡之间。管径较粗，管壁为单层柱状上皮。柱状上皮细胞核呈卵圆形，位于细胞中上部，细胞质呈嗜酸性。

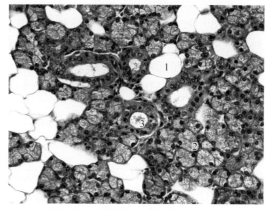

图 15-1 腮腺（HE 染色，高倍镜）

1. 脂肪细胞；2. 浆液性腺泡；3. 纹状管

3）小叶间导管：位于小叶间，由单层柱状上皮或假复层柱状上皮构成。

2. 下颌下腺

材料与方法 人颌下腺，HE 染色。

肉眼：实质性器官，表面为薄层粉染被膜，内部为紫蓝色小叶，小叶间隔明显，小叶间可见导管，导管内可见嗜酸性分泌物。

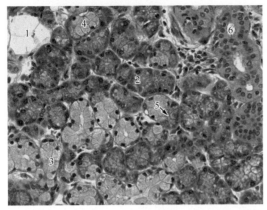

图 15-2　下颌下腺（HE 染色，高倍镜）

1.脂肪细胞；2.浆液性腺泡；3.黏液性腺泡；4.混合性腺泡；5.浆半月；6.纹状管

低倍：下颌下腺为混合性腺，特点是以浆液性腺泡为多，黏液性腺泡和混合性腺泡少。导管中的闰管较短，故切片中不易见到。

高倍：主要观察下列结构。

（1）浆液性腺泡：结构与腮腺内腺泡相同，但腺细胞顶部胞质内的嗜酸性酶原颗粒较明显（图 15-2）。

（2）黏液性腺泡：由黏液性腺细胞组成。腺细胞呈锥体形，细胞核呈扁圆形，位于细胞基底部，胞质染色浅（图 15-2）。

（3）混合性腺泡：由黏液性腺泡一端附着数个浆液性腺细胞组成。浆液性腺细胞排列呈半月状，称为浆半月（图 15-2）。

3. 舌下腺

材料与方法　人舌下腺，HE 染色。

肉眼：组织被染成紫蓝色。

低倍：舌下腺为混合性腺。

高倍：黏液性腺泡和混合性腺泡较多，浆液性腺泡少。导管中无闰管（图 15-3）。

4. 胰腺

材料与方法　人胰腺，HE 染色。

肉眼：组织被染成紫蓝色。

低倍：被膜不明显，腺实质被富含脂肪细胞的结缔组织分成不明显的小叶，小叶内可见外分泌部和内分泌部（胰岛）。外

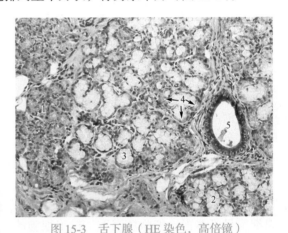

图 15-3　舌下腺（HE 染色，高倍镜）

1.浆液性腺泡；2.黏液性腺泡；3.混合性腺泡；4.浆半月；5.导管

分泌部由腺泡和导管组成；内分泌部为大小不等、染色浅的细胞团，散在于外分泌部之间（图 15-4）。

高倍：主要观察下列结构。

（1）外分泌部（图 15-5）

1）腺泡：为浆液性腺泡，占小叶的大部分，由浆液性腺细胞组成。腺细胞呈锥体形，核圆，位于细胞基底部；基部胞质嗜碱性强，顶部胞质内有嗜酸性酶原颗粒；腺泡腔中央有泡心细胞，该细胞边界不清，核为圆形或椭圆形，染色浅。

2）导管：闰管较长，位于腺泡之间，管壁由单层扁平或立方上皮组成。小叶内导管位于小叶内，管壁由单层立方上皮组成。小叶间导管位于小叶间的结缔组织内，管壁由单层柱状上皮组成。在一些导管的管腔内可见粉红色的分泌物。

（2）内分泌部（胰岛）：HE 染色的切片中，胰岛内的细胞种类不易区分。细胞边界不清，排列成索状，核呈圆形或椭圆形，胞质染色浅。细胞之间的毛细血管多因管腔萎陷而不易辨认（图 15-5）。

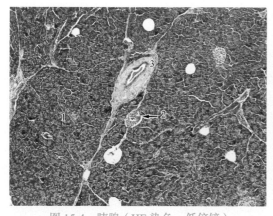

图 15-4　胰腺（HE 染色，低倍镜）
1. 外分泌部；2. 胰岛；3. 小叶间导管

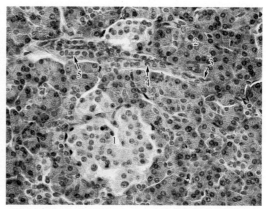

图 15-5　胰腺（HE 染色，高倍镜）
1. 胰岛；2. 浆液性腺泡；3. 泡心细胞；4. 闰管；5. 小叶内导管

5. 肝

（1）人肝

材料与方法　人肝，HE 染色。

肉眼：切片一侧边缘光滑，组织呈紫红色，可见许多排列密集、周边染色深、中央染色略浅的多边形结构（肝小叶）。

低倍：主要观察下列结构。

1）被膜：由致密结缔组织及间皮构成。

2）肝小叶：是肝实质内的主要结构，呈多边形，大小不等。小叶中央有圆形或类圆形、大小不等的中央静脉，其周围是放射状排列染成浅粉色的索状结构，为肝索（立体结构称为肝板）；肝小叶边缘的肝细胞索被染成深粉红色，即界板；肝索之间狭窄的间隙为肝血窦（图 15-6）。

3）门管区：是相邻肝小叶边缘处的结缔组织，其内有小叶间动脉、小叶间静脉和小叶间胆管走行。

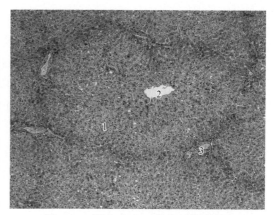

图 15-6　肝小叶（HE 染色，低倍镜）
1. 肝小叶；2. 中央静脉；3. 门管区

4）小叶下静脉：位于肝小叶之间组织内，单独走行，管腔大而不规则，管壁上结缔组织较多。

高倍：主要观察下列结构。

1）肝小叶（图 15-7）

①中央静脉：位于肝小叶中央，由一层内皮细胞及少量结缔组织构成。管壁上可见肝血窦的开口。

②肝索：由肝细胞排列成索状而成。肝细胞呈多边形；细胞核圆形，位于细胞中央，偶见双核，核仁清楚；胞质呈嗜酸性，尤其是肝小叶边缘的肝细胞胞质嗜酸性较强，中央静脉周围的肝细胞胞质嗜酸性较弱。

③肝血窦：位于肝索之间。窦壁由内皮细胞组成，窦腔形状不规则，腔内可见血细胞

与肝巨噬细胞（Kupffer 细胞），该细胞呈不规则形，核染色深，胞质嗜酸性。

2）门管区（图 15-8）

①小叶间动脉：管腔小而圆，管壁较厚，内皮下方有少量平滑肌纤维。

②小叶间静脉：管腔大而不规则，管壁较薄。

③小叶间胆管：管壁由单层立方上皮或低柱状上皮围成。

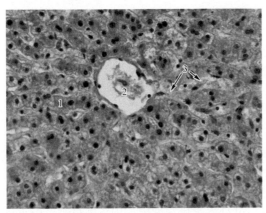

图 15-7　肝小叶（HE 染色，高倍镜）

1. 肝细胞；2. 中央静脉；3. 肝血窦

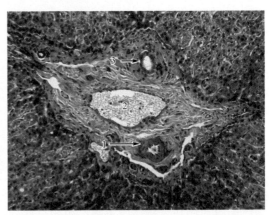

图 15-8　肝门管区（HE 染色，高倍镜）

1. 小叶间动脉；2. 小叶间静脉；3. 小叶间胆管

（2）猪肝

材料与方法　猪肝，HE 染色。

肉眼：切片一侧边缘光滑，肝实质染色较深，呈紫红色。

低倍：切片上猪肝的被膜较薄。猪肝的肝小叶间结缔组织较多，故肝小叶的边界比人肝清楚。肝小叶边缘处可见门管区（图 15-9）。

（3）肝糖原

材料与方法　鸭肝，卡红 - 苏木精染色。

此法系用卡红将肝糖原特异地染为红色。

高倍：肝细胞呈多边形，肝细胞核呈紫蓝色，核仁明显，胞质内充满染成红色的颗粒，即肝糖原（图 15-10）。

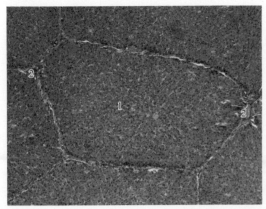

图 15-9　猪肝（HE 染色，低倍镜）

1. 肝小叶；2. 门管区

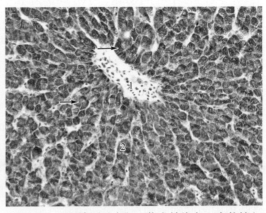

图 15-10　肝糖原（卡红 - 苏木精染色，高倍镜）

1. 中央静脉；2. 肝细胞；↑ 为肝糖原

（4）胆小管

材料与方法　兔肝，ATP 酶染色。

将肝的石蜡切片放入 ATP 碱性孵育液内 3h，而后分别经氯化钠、氯化钴和硫化铵液处理，封片。胆小管壁内的碱性 ATP 酶呈棕黄色。

高倍：肝细胞被染成淡黄色，边界不易分辨。肝细胞间的胆小管被染成棕黄色，呈细管状并互相连接成网（图 15-11）。

（5）肝网状纤维

材料与方法　人肝，镀银染色。

高倍：肝小叶内的肝细胞被染成粉红色，肝细胞索与肝血窦之间（即窦周隙）可见许多被染成黑褐色的网状纤维（图 15-12）。

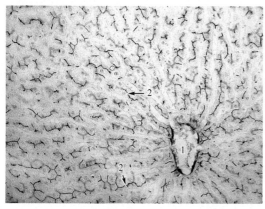

图 15-11　胆小管（ATP 酶染色，高倍镜）
1.中央静脉；2.胆小管

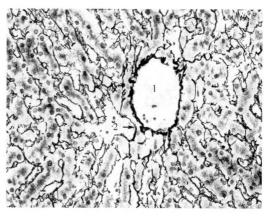

图 15-12　肝网状纤维（镀银染色，高倍镜）
1.中央静脉；2.网状纤维

（6）肝血管

材料与方法　兔肝，卡红明胶血管灌注。

从兔的肝门静脉注入卡红明胶液，当明胶充满肝内血管后，结扎肝静脉，并使肝冷却，明胶凝固，然后取材、固定，制作切片。

低倍：肝内的多数血管被卡红明胶液充填而呈红色。

高倍：可见肝小叶内的肝血窦互相吻合成网状，与中央静脉相连（图 15-13）。尚可见小叶间静脉与小叶下静脉。

（7）肝巨噬细胞

材料与方法　兔肝，台盼蓝注射，HE 染色。

经兔耳静脉将含 0.5% 台盼蓝的生理盐水注入体内，待 24～30h 后，取材制作切片。

高倍：肝血窦腔内可见肝巨噬细胞胞体呈不规则形，核染色深；胞质嗜酸性，其内可见大量被吞噬的台盼蓝颗粒（图 15-14）。

6.胆囊

材料与方法　人胆囊，HE 染色。

肉眼：切片上有细小突起侧为胆囊的黏膜面，对侧呈粉红色的部分为肝组织。

低倍：胆囊壁由内向外分为以下三层。

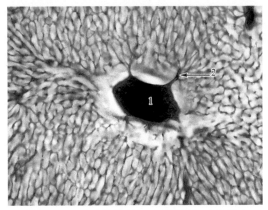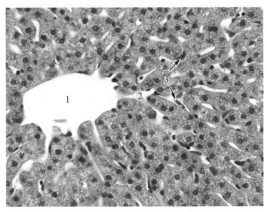

图 15-13　肝（卡红明胶血管灌注，高倍镜）　　　　图 15-14　肝（台盼蓝注射，HE 染色，高倍镜）
　　　　1. 中央静脉；2. 肝血窦　　　　　　　　　　　　　　1. 中央静脉；2. 肝血窦；3. 肝巨噬细胞

　　（1）黏膜：表面有许多皱襞，皱襞之间的上皮向固有层下陷形成陷窝状的黏膜窦。切片上可见到被横断的黏膜窦。上皮为单层柱状上皮，固有层由薄层结缔组织构成，其内可见少量的黏液性腺泡。

　　（2）肌层：较薄，由排列不规则的平滑肌构成。

　　（3）外膜：较厚，由疏松结缔组织构成。此切片的外膜与肝相毗邻。

（二）电镜照片

1. 肝

材料与方法　大鼠肝，扫描电子显微镜（SEM）制片。

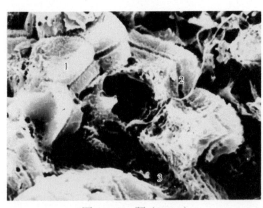

图 15-15　肝（SEM）
1. 肝细胞；2. 胆小管；3. 肝血窦

　　肝细胞呈多边形，可见相邻肝细胞间形成的细小的管道为胆小管。肝血窦位于肝索之间（图 15-15）。

2. 胆小管

材料与方法　小鼠肝，透射电子显微镜（TEM）制片。

　　胆小管由相邻肝细胞的局部细胞膜凹陷形成，管腔狭小，内有微绒毛的不同断面。肝细胞内有丰富的细胞器和内含物，如线粒体，溶酶体及较多的糖原颗粒等（图 15-16）。

3. 贮脂细胞

材料与方法　大鼠肝，透射电子显微镜（TEM）制片。

　　肝细胞和血窦内皮细胞之间为窦周隙，内有贮脂细胞。贮脂细胞胞质内可见脂滴，细胞周围可见横断的网状纤维（图 15-17）。

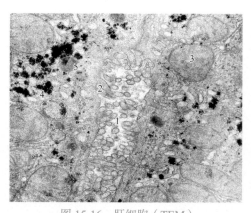

图 15-16 肝细胞（TEM）

1.胆小管；2.微绒毛；3.线粒体；4.糖原颗粒；5.溶酶体

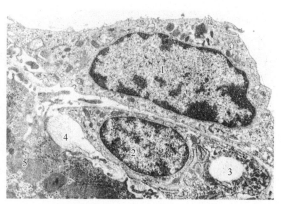

图 15-17 贮脂细胞（TEM）

1.肝血窦内皮细胞；2.贮脂细胞；3.脂滴；4.网状纤维；5.肝细胞

附录：中英文对照专业词汇

acinar cell 腺泡细胞

acinus 腺泡

bile canaliculus 胆小管

centroacinar cell 泡心细胞

digestive gland 消化腺

endocrine portion 内分泌部

exocrine portion 外分泌部

fat-storing cell 贮脂细胞

hepatic lobule 肝小叶

hepatic macrophage 肝巨噬细胞

hepatic plate 肝板

hepatic sinusoid 肝血窦

hepatocyte 肝细胞

insulin 胰岛素

intercalated duct 闰管

interlobular artery 小叶间动脉

interlobular bile duct 小叶间胆管

interlobular vein 小叶间静脉

Kupffer cell 库普弗细胞

liver 肝

pancreas 胰腺

pancreas islet 胰岛

perisinusoidal space 窦周隙

portal area 门管区

salivary gland 唾液腺

（崔佳乐）

第十六章　呼 吸 系 统

一、实验目的

1. 理解气管的结构及功能；复述肺导气部和呼吸部的结构，描述肺泡上皮细胞、肺内巨噬细胞的结构及功能。

2. 在光镜下识别气管和肺内小支气管、细支气管、终末细支气管、呼吸性细支气管、肺泡管、肺泡囊、肺泡和尘细胞的结构。

3. 培养健康意识，珍爱生命，拒绝吸烟，保护环境。

二、实验内容

（一）光学显微镜观察

1. 鼻嗅部黏膜

材料与方法　犬鼻嗅部黏膜，HE 染色。

肉眼：切片细长，一侧染色较深，呈蓝紫色，此为嗅黏膜上皮。

低倍：光镜下可分为上皮和固有层。上皮为假复层柱状上皮；固有层结缔组织内有许多浆液性嗅腺、血管和无髓神经纤维束。

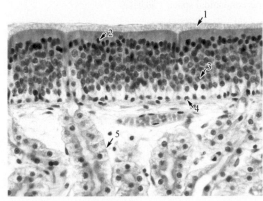

图 16-1　鼻嗅部黏膜（HE 染色，高倍镜）
1. 嗅毛；2. 支持细胞；3. 嗅细胞；4. 基细胞；5. 嗅腺

高倍：主要观察下列结构。

（1）上皮：由以下三种细胞构成（图 16-1）。

1）嗅细胞：呈梭形；核圆，多位于上皮中层；细胞顶部有一些嗅毛。

2）支持细胞：数目较多，呈高柱状；核呈卵圆形，多位于上皮浅层。

3）基细胞：呈圆形或锥体形，较小，染色较深，位于上皮基部。

（2）固有层：为薄层结缔组织，其中可见浆液性嗅腺，腺细胞胞质内有棕黄色颗粒，可见腺导管开口于上皮的表面。

2. 气管

材料与方法　人气管横断，HE 染色。

肉眼：凹面为气管黏膜面，含有蓝紫色的"C"形结构部分为透明软骨环，软骨环缺口处粉红色部分为气管后壁的膜部。

低倍：管壁由内向外分为黏膜、黏膜下层和外膜（图 16-2）。

高倍：主要观察下列结构。

（1）黏膜：位于管壁最内层，由上皮和固有层构成。

1）上皮：为假复层纤毛柱状上皮。纤毛细胞胞体呈柱状，核呈椭圆形，位于上皮浅层，其游离面可见排列规则的纤毛。杯状细胞顶部胞质呈空泡状，核呈倒置的三角形。基细胞位于上皮的深部，染色较深。上皮下方有明显的基膜，呈粉红色窄带状。

2）固有层：位于基膜下方；由薄层细密结缔组织构成，含有较多的胶原纤维、气管腺导管、血管、神经和淋巴组织。

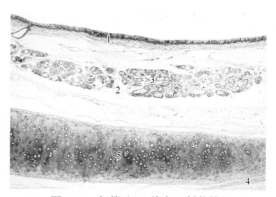

图 16-2　气管（HE 染色，低倍镜）
1. 黏膜；2. 黏膜下层；3. 气管腺；4. 外膜；5. 透明软骨

（2）黏膜下层：由疏松结缔组织构成，与黏膜固有层无明显边界，其中含有混合性气管腺。此外，还有血管、神经和淋巴组织。

（3）外膜：软骨部由结缔组织和透明软骨构成。膜部由结缔组织和平滑肌束构成，平滑肌束周围含有较多的混合性气管腺。

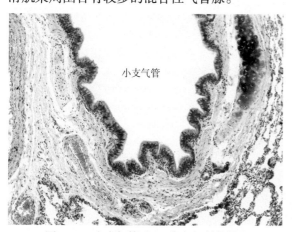

图 16-3　小支气管（HE 染色，低倍镜）

3. 肺

材料与方法　犬肺，HE 染色。

肉眼：标本呈网眼状。

低倍：切片一侧为肺表面光滑的浆膜，即胸膜脏层。肺实质内可见大量呈空泡状的肺泡，其间散布小支气管及各级分支的切面。肺实质分为导气部和呼吸部。

（1）导气部

1）肺内小支气管：是切片中管径最粗、管壁最厚的管道。管壁由黏膜、黏膜下层和外膜构成（图 16-3）。

①黏膜：表面被覆有假复层纤毛柱状上皮，上皮中有杯状细胞。上皮和固有层向腔内突出形成皱襞，固有层深部有不连续的平滑肌束。

②黏膜下层：由疏松结缔组织构成，其中可见成团的混合性腺。

③外膜：与黏膜下层没有明显的分界，由透明软骨片和结缔组织构成。其中的小血管为支气管动、静脉的分支，此外还有小神经束。

2）细支气管：管腔小于小支气管，管壁较薄，黏膜突向管腔的皱襞依然存在。上皮为单层纤毛柱状上皮，上皮内的杯状细胞、黏膜下层的混合性腺及外膜的软骨片很少，甚至消失，而管壁的平滑肌相对增多（图 16-4）。

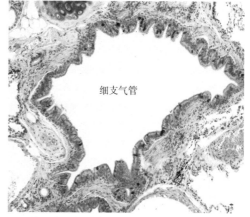

图 16-4　细支气管（HE 染色，低倍镜）

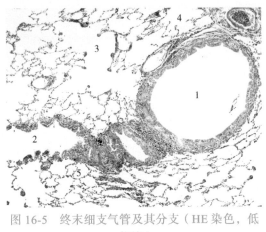

图 16-5 终末细支气管及其分支（HE 染色，低
倍镜）

1.终末细支气管；2.呼吸性细支气管；3.肺泡管；4.肺泡囊；
5.肺泡

3）肺泡囊：是数个肺泡共同开口处，相邻肺泡开口处无结节状膨大。

4）肺泡：标本中的泡状结构为肺泡，相邻肺泡之间的薄层结缔组织为肺泡隔。

高倍：重点观察肺泡和肺泡隔的结构（图 16-6）。

（1）肺泡上皮：由两种肺泡上皮细胞构成。Ⅰ型肺泡细胞扁平，胞质部极薄，含核的部分略厚；Ⅱ型肺泡细胞散在分布，细胞略凸向肺泡腔，呈立方形或圆形，核圆，胞质着色浅。

（2）肺泡隔：位于相邻肺泡上皮之间，有丰富的毛细血管和弹性纤维。在肺泡隔或肺泡腔内，有时可见到一种胞质内含有吞噬黑色尘粒的细胞，称为尘细胞。

（二）电镜照片

1. 气管上皮

材料与方法　大鼠气管，扫描电子显微镜（SEM）制片。

可见纤毛细胞、刷细胞及杯状细胞（图 16-7）。

2. 肺泡上皮

材料与方法　猴肺泡，透射电子显微镜（TEM）制片。

可见Ⅰ型和Ⅱ型肺泡细胞及气 - 血屏障（图 16-8）。

3）终末细支气管：上皮为单层柱状上皮，杯状细胞、混合性腺及软骨片完全消失，平滑肌形成完整的一层，黏膜皱襞更明显（图 16-5）。

（2）呼吸部（图 16-5）

1）呼吸性细支气管：由于管壁出现肺泡，故管壁不完整。上皮为单层立方，近肺泡开口处移行为单层扁平上皮。其深面有少量的结缔组织和环行平滑肌束。

2）肺泡管：管壁上有大量肺泡开口，管壁自身结构很少，仅在相邻肺泡开口处形成结节状膨大，表面有单层立方或扁平上皮，上皮下方可见粉染的平滑肌纤维。

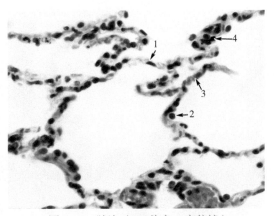

图 16-6 肺泡（HE 染色，高倍镜）

1. Ⅰ型肺泡细胞；2. Ⅱ型肺泡细胞；3. 毛细血管；4. 尘细胞

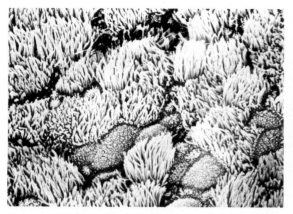

图 16-7　气管上皮（SEM）

1. 纤毛细胞；2. 杯状细胞；3. 刷细胞

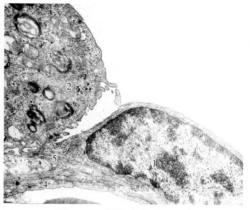

图 16-8　肺泡上皮（TEM）

1. Ⅰ型肺泡细胞；2. Ⅱ型肺泡细胞；3. 嗜锇性板层小体；
4. 连续毛细血管内皮细胞；5. 基膜

附录：中英文对照专业词汇

alveolar duct　肺泡管

alveolar pore　肺泡孔

alveolar sac　肺泡囊

alveolar septum　肺泡隔

blood-air barrier　气-血屏障

bronchiole　细支气管

bronchus　支气管

brush cell　刷细胞

ciliated cell　纤毛细胞

conducting portion　导气部

dust cell　尘细胞

lung　肺

pulmonary alveolus　肺泡

pulmonary lobule　肺小叶

respiratory bronchiole　呼吸性细支气管

respiratory portion　呼吸部

terminal bronchiole　终末细支气管

trachea　气管

type Ⅰ alveolar cell　Ⅰ型肺泡细胞

type Ⅱ alveolar cell　Ⅱ型肺泡细胞

（赵　慧）

第十七章 泌尿系统

一、实验目的

1. 描述肾单位、球旁复合体和膀胱的结构与功能。
2. 在光镜下识别肾小体、肾小管、集合管、致密斑和球旁细胞的结构。
3. 理解滤过屏障与肾疾病之间的关系，培养临床思维。

二、实验内容

（一）光学显微镜观察

1. 肾

材料与方法　人肾，HE 染色。

肉眼：此标本为肾的纵断面，表面为纤维膜，被膜下方深红色的部分为肾皮质，其余染色浅的部分为肾髓质。

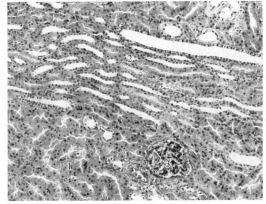

图 17-1　肾皮质（HE 染色，低倍镜）
1. 皮质迷路；2. 髓放线；3. 肾小体

低倍：主要观察下列结构。

（1）被膜：是包在肾表面的一层致密结缔组织膜。

（2）皮质：位于肾实质的外周部分，包括皮质迷路和髓放线（图 17-1）。

1）皮质迷路：由肾小体及其周围的近、远曲小管构成，肾小体为圆球形结构。

2）髓放线：是皮质迷路之间的一些直行小管，包括近端小管直部、远端小管直部和集合管（图 17-1）。在皮质和髓质交界处可见到较大的血管，为弓形动、静脉。

（3）髓质：位于皮质的深层，主要由纵行的肾小管和集合管构成。

高倍：主要观察下列结构。

（1）肾小体：由血管球和肾小囊构成（图 17-2）。

1）血管球：镜下可见血管球内有大量毛细血管的不同断面以及一些蓝色细胞核，但不易区分为哪一种细胞。部分血管球可见血管极。

2）肾小囊：为双层囊，衬在肾小体外周的单层扁平上皮构成肾小囊壁层，包在血管球毛细血管表面的为肾小囊脏层，脏层细胞与毛细血管内皮细胞不易区分。肾小囊壁层与脏层之间的腔隙为肾小囊腔。部分肾小囊可见与近曲小管相连形成尿极。

（2）肾小管

1）近端小管曲部：分布在肾小体附近，数目较多，且可见各种断面。近曲小管管腔小而不规则。管壁细胞较大，边界不清；核圆形，位于细胞基部；胞质嗜酸性较强，染成粉红色。细胞游离面的刷状缘由于多被溶解破坏，故表面不整齐（图 17-2）。

2）远端小管曲部：位于肾小体附近，数量较少。管腔大而规则，管壁薄，由单层立方上皮围成，染色较浅，细胞边界较清楚，核圆，位于细胞中央。在部分肾小体血管极附近可见远曲小管局部的上皮细胞排列比较紧密，细胞呈柱状，核呈椭圆且排列密集，此即致密斑（图 17-2）。

3）近端小管直部及远端小管直部：均位于髓放线内，结构分别与近曲小管和远曲小管相似（图 17-3）。

4）细段：多位于髓质，管腔较小，由单层扁平上皮围成，上皮细胞含核的部位较厚，胞质染色较浅。注意与毛细血管进行区别（图 17-4）。

（3）集合管：分布于髓放线和髓质内，管腔大而规则。管壁由单层立方或单层柱状上皮围成，细胞边界清楚，胞质染色较浅，核圆形，位于细胞中央；部分细胞胞质清亮（图 17-2～图 17-4）。

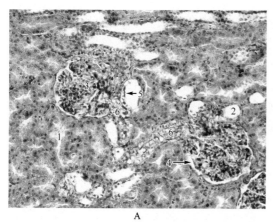 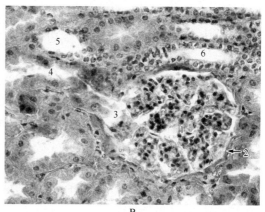

A   B

图 17-2　皮质迷路（HE 染色，高倍镜）

A：1. 近曲小管；2. 远曲小管；3. 血管球；4. 肾小囊；5. 致密斑；6. 血管极；B：1. 血管球；2. 肾小囊壁层；3. 尿极；4. 近曲小管；
5. 远曲小管；6. 集合管

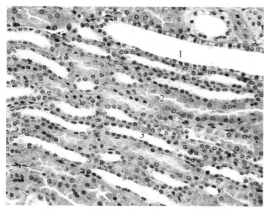 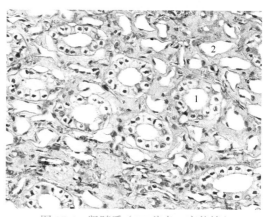

图 17-3　髓放线（HE 染色，高倍镜）　　　　图 17-4　肾髓质（HE 染色，高倍镜）

1. 集合管；2. 近直小管；3. 远直小管　　　　　　1. 集合管；2. 细段

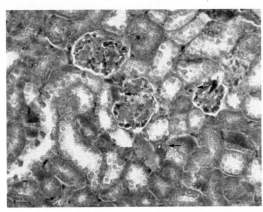

图 17-5 皮质迷路（猩红法染色，低倍镜）

↑球旁细胞

2. 球旁细胞

材料与方法 小白鼠肾，猩红法染色。

此法将鼠肾用 Helly 液固定，石蜡切片铬化后经猩红与乙基紫的混合液染色。结果球旁细胞颗粒呈紫蓝色。

低倍：在肾小体血管极一侧可见呈紫蓝色染色的细胞（图 17-5）。

高倍：呈紫蓝色染色的细胞胞质内有密集排列的大小不等的蓝色颗粒，细胞边界不清，此即球旁细胞。

3. 肾内血管

材料与方法 兔肾，卡红明胶注入法染色。

肉眼：该标本相当于一个肾锥体，外周较宽、染色浅红的部分为皮质，锥体尖端染色呈深红的部分为髓质。皮质、髓质交界部位可见数个较大的血管，为弓形动、静脉。

低倍：标本呈红色的部分为血管，在皮质迷路内可见红色的球团，即肾小体的血管球；在皮质的其他部位可见丰富的毛细血管网，即球后毛细血管网。在肾锥体的尖端也可见有许多平行排列的直小血管，也属于球后毛细血管网。

4. 膀胱

材料与方法 人膀胱，HE 染色。

肉眼：标本中凹凸不平的一面为黏膜面，黏膜突出形成许多皱襞。

低倍：镜下可见膀胱壁分成黏膜、肌层和外膜三层结构。

（1）黏膜

1）上皮：为变移上皮，由多层细胞构成，浅层细胞表面的细胞质染色较深，细胞较大，有双核（图 17-6）。

2）固有层：由细密的结缔组织构成。

（2）肌层：很厚，平滑肌纤维排列不规则，不易分层。

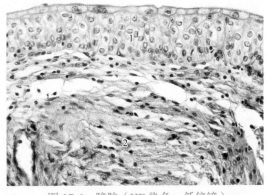

图 17-6 膀胱（HE 染色，低倍镜）

1.变移上皮；2.固有层

（3）外膜：由结缔组织和间皮构成浆膜。

5. 输尿管

材料与方法 人输尿管（横断），HE 染色。

低倍：输尿管很细，管腔不规则，呈星形；管壁由内向外为黏膜、肌层和外膜。

（1）黏膜：上皮为变移上皮，固有层由结缔组织构成。

（2）肌层：一般为内纵、外环两层平滑肌。下 1/3 段为内纵、中环、外纵三层平滑肌。

由于肌纤维走行方向不一致，有时不易区分层次。

（3）外膜：由结缔组织构成，为纤维膜，其中含有血管和神经纤维束。

（二）电镜照片

1. 足细胞

材料与方法　大鼠肾小体，扫描电子显微镜（SEM）制片。

观察足细胞可见足细胞胞体、足细胞初级突起和足细胞次级突起（图17-7）。

2. 滤过屏障

材料与方法　大鼠肾小体，透射电子显微镜（TEM）制片。

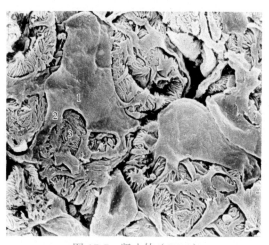

图 17-7　肾小体（SEM）
1.足细胞胞体；2.足细胞初级突起；3.足细胞次级突起

滤过屏障由有孔毛细血管内皮（可见内皮窗孔）、基膜和裂孔膜组成（图17-8）。

3. 近曲小管

材料与方法　大鼠肾近曲小管，透射电子显微镜（TEM）制片。

肾近曲小管上皮细胞的游离面可见微绒毛，顶小泡，顶小管和细胞核（图17-9）。

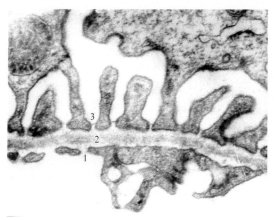

图 17-8　肾小体滤过屏障（TEM）
1.内皮窗孔；2.基膜；3.裂孔膜

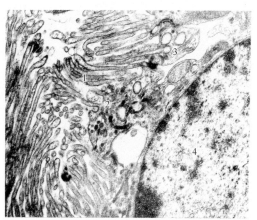

图 17-9　肾近曲小管（TEM）
1.微绒毛；2.顶小泡；3.顶小管；4.细胞核

附录：中英文对照专业词汇

cortical labyrinth　皮质迷路

distal convoluted tubule　远曲小管

distal tubule　远端小管

filtration barrier　滤过屏障

filtration membrane　滤过膜

glomerulus　血管球

juxtaglomerular cell　球旁细胞

juxtaglomerular complex　球旁复合体

kidney　肾

macula densa　致密斑

medullary ray　髓放线

nephron　肾单位

podocyte　足细胞

polar cushion cell　极垫细胞

proximal convoluted tubule　近曲小管

proximal tubule　近端小管

renal capsule　肾小囊

renal corpuscle　肾小体

renal pyramid　肾锥体

slit membrane　裂孔膜

slit pore　裂孔

thin segment　细段

urinary system　泌尿系统

（赵　佳）

第十八章　眼　与　耳

一、实验目的

1. 阐述眼球壁及屈光装置、壶腹嵴、位觉斑、螺旋器的结构与功能。
2. 在光镜下识别眼球壁的结构、视神经乳头、螺旋器、位觉斑和壶腹嵴的结构。
3. 理解眼与耳的形态学结构与常见的眼与耳疾病的关系，培养临床思维。

二、实验内容

（一）光学显微镜观察

1. 眼球前部

材料与方法　人眼球前半部（水平断面），HE 染色。

肉眼：区分角膜、巩膜、虹膜、睫状体和晶状体，明确前房、后房及瞳孔的位置。

低倍：观察纤维膜、血管膜及视网膜（图 18-1）。

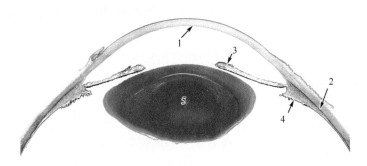

图 18-1　眼球前部（HE 染色，低倍镜）
1. 角膜；2. 巩膜；3. 虹膜；4. 睫状体；5. 晶状体

1）纤维膜从前向后依次分为：

①角膜：位于眼球前方，略向前凸出，染成粉红色。

②巩膜：与角膜相连，位于眼球后方，由致密结缔组织组成。角膜边缘处有球结膜附于巩膜表面。球结膜的上皮基底面不平坦，下方为疏松结缔组织。

2）血管膜自前向后依次分为：

①虹膜：是一环形薄膜，在标本上为伸入眼前房、介于角膜与晶状体之间的薄膜，根部与睫状体相连，是由富含血管和色素细胞的疏松结缔组织构成。

②睫状体：切面为三角形，自虹膜根部向后延续。

③脉络膜：位于睫状体之后，为富含血管和色素细胞的疏松结缔组织。脉络膜最内层是玻璃膜，为一层均质浅色的薄膜。

3）视网膜：在此标本上仅保留有视网膜的前缘部分。视网膜衬于脉络膜内面，由多

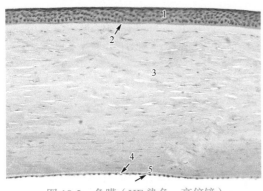

图 18-2　角膜（HE 染色，高倍镜）

1. 角膜上皮；2. 前界层；3. 角膜基质；4. 后界层；5. 角膜内皮

层细胞组成。

4）晶状体：位于虹膜后方的椭圆形体，染成深红色。位于晶状体之后的玻璃体，由于是胶体，于制片过程中流失。

高倍：主要观察下列结构。

1）角膜：从前向后共分五层（图 18-2）。

①前上皮（角膜上皮）：为未角化的复层扁平上皮，细胞 5～6 层，基底部平坦，不含色素细胞。

②前界膜（前界层）：为一层染色浅的均质膜。

③固有层（角膜基质）：较厚，由许多与表面平行排列的胶原纤维组成，纤维间可见少量扁平的成纤维细胞。

④后界膜（后界层）：为一层透明的均质膜，比前界膜薄。

⑤后上皮（角膜内皮）：为单层扁平或立方上皮。

2）角膜缘：位于巩膜与角膜移行处。

①巩膜距：在巩膜与角膜移行处的内侧，巩膜稍向内侧突出，形成一隆起的嵴，即巩膜距。

②巩膜静脉窦：位于巩膜距的前外侧，在标本上呈现为一椭圆形或不规则的狭长管腔，衬有内皮。

③小梁网：在巩膜静脉窦的内侧，为染色浅的细网架结构，其上可见小而扁的细胞核，由小梁和小梁间隙组成。

3）虹膜：从前向后分为三层（图 18-3）。

①前缘层：为一层不连续的成纤维细胞和色素细胞，与角膜后上皮相连。

②虹膜基质：为疏松结缔组织，含有丰富的血管和色素细胞。

③上皮层：由两层细胞构成，表层细胞充满色素，为色素上皮层；深层细胞特化为瞳孔开大肌和瞳孔括约肌。瞳孔开大肌位于色素上皮的深面，紧贴色素上皮，被染成粉红色的一条；瞳孔括约肌位于虹膜瞳孔的边缘部，为横断的平滑肌束。

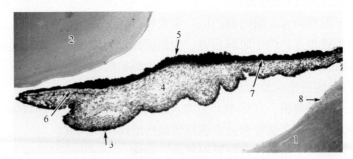

图 18-3　虹膜（HE 染色，高倍镜）

1. 巩膜；2. 晶状体；3. 虹膜前缘层；4. 虹膜基质；5. 虹膜色素上皮；6. 瞳孔括约肌；7. 瞳孔开大肌；8. 小梁网

4）睫状体：为三角形结构，自外向内分为三层（图 18-4）。

①睫状肌：最厚，由纵行、放射状和环行的平滑肌构成。前两者被纵切，且两者间无明确边界；后者被横切。平滑肌纤维之间夹杂大量色素细胞。

②血管层（睫状体基质）：为少量富含血管的疏松结缔组织。

③上皮：由两层立方细胞构成，表层为非色素上皮层，深层为色素上皮层。

5）晶状体：表面透明均质的薄膜为晶状体囊。前表面的单层立方上皮为晶状体上皮。实质由大量晶状体纤维构成。赤道部纤维有细胞核，中心部纤维无核，染成红色。睫状体与晶状体之间有透明均质的睫状小带。

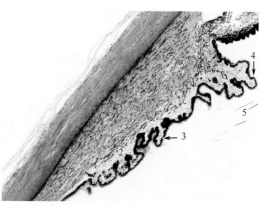

图 18-4 睫状体（HE 染色，高倍镜）

1. 睫状肌；2. 睫状体基质；3. 上皮；4. 睫状突；5. 睫状小带

2. 眼球后部

材料与方法 人眼球后半部（水平断面），HE 染色。

肉眼：在眼球后部向外伸出乳头状隆起，周围有粉红色结缔组织，中央呈灰蓝色的部分为视神经。

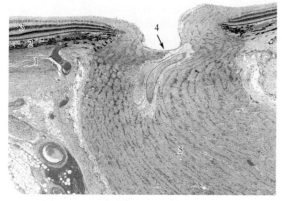

图 18-5 眼球后部（HE 染色，低倍镜）

1. 巩膜；2. 脉络膜；3. 视网膜；4. 视视经乳头；5. 视神经

（1）视网膜：自外向内由四层细胞构成（在制片过程中，第1、第2层细胞常相分离，出现较大空隙）（图18-6）。

1）色素上皮层：位于玻璃膜内面，由单层矮柱状细胞组成，细胞核圆形、染色浅，胞质内含有棕黄色的色素颗粒。

2）视细胞层：位于色素上皮层的内侧，由视锥细胞和视杆细胞组成。在光镜下不易区分两种细胞，其核聚集排列成一层。树突部分（视锥和视杆）伸向色素上皮层，染色浅；轴突伸向双极细胞层。

低倍：从外向内依次分为三层结构（图18-5）。

（1）巩膜：为致密结缔组织，有少量色素细胞。

（2）脉络膜：为疏松结缔组织，含丰富的血管及大量的色素细胞。最内层为透明的玻璃膜，很薄。

（3）视网膜：由多层细胞组成。

（4）视神经乳头：染色浅，由大量神经纤维组成（图18-5），其中可见视网膜中央动、静脉。

高倍：主要观察下列结构。

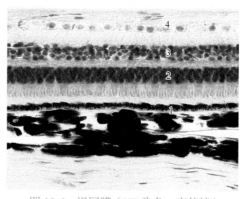

图 18-6 视网膜（HE 染色，高倍镜）

1. 色素上皮层；2. 视细胞层；3. 双极细胞层；4. 节细胞层

3）双极细胞层：位于视细胞层内侧，主要由双极细胞和水平细胞组成。细胞边界不清，细胞核呈圆形或椭圆形，密集排列成一层，其突起在光镜下不易分辨。

4）节细胞层：位于视网膜的最内侧，由排列较稀疏的节细胞组成，其胞体较大，细胞边界不清，细胞核圆。此层中可见一些小血管，为视网膜中央动、静脉的分支。

（2）部分切片上可见黄斑，小部分可见中央凹。后者只有色素上皮层与视细胞层，其两侧的双极细胞层与节细胞层明显增厚。

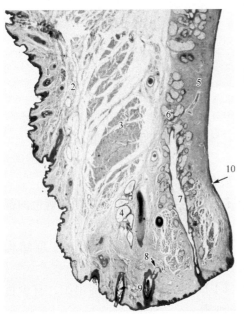

图 18-7　眼睑（HE 染色，低倍镜）

1. 皮肤；2. 皮下组织；3. 肌层；4. 睫腺；5. 睑板；6. 睑板腺分泌部；7. 睑板腺导管；8. 睑缘腺；9. 睫毛和毛囊；
10. 睑结膜

3. 眼睑

材料与方法　人上眼睑（矢状断面），HE 染色。

低倍：自皮肤向内依次分为：

（1）皮肤：结构与体皮相同。在睑缘部有睫毛，毛囊的一侧有睑缘腺，为皮脂腺。皮下组织中的汗腺，即睫毛腺。

（2）皮下组织：为较薄层疏松结缔组织，脂肪细胞较少。

（3）肌层：可见粗大的骨骼肌束（横断），为眼轮匝肌。

（4）睑板：由致密结缔组织构成，色浅且均匀。睑板内可见变形的皮脂腺，称睑板腺。由大量色浅的腺泡和色深的导管组成，导管开口于睑缘附近。

（5）睑结膜：为复层柱状上皮，在睑缘处与皮肤移行。上皮下有薄层疏松结缔组织（图 18-7）。

4. 蜗管

材料与方法　豚鼠内耳，HE 染色。

肉眼：在切片上找到三角形耳蜗，中央粉红色的部分为蜗轴，两侧圆形的断面为蜗管。

低倍：观察蜗轴和耳蜗（图 18-8）。

（1）蜗轴：由骨组织构成。在蜗轴中央部可见相对粗大的蜗神经和骨髓腔内的造血组织（含大量小而嗜碱性强的原始血细胞）。在周围部伸出骨性螺旋板的部位可见螺旋神经节，其形状不一、大小不等，主要由密集的神经细胞构成。

（2）耳蜗：位于蜗轴两侧。由于是沿蜗轴纵切，因而耳蜗被横断，呈圆形或卵圆形，并且断面可分为三个部分，上部为前庭阶，下部为鼓室阶，中央为膜蜗管。膜蜗管呈三角形，上壁为前庭膜，侧壁为血管纹，下壁为骨性螺旋板和基底膜。

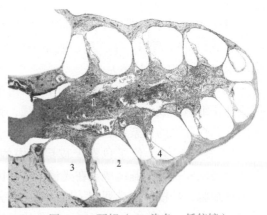

图 18-8　耳蜗（HE 染色，低倍镜）

1. 蜗轴；2. 前庭阶；3. 鼓室阶；4. 膜蜗管

高倍：主要观察下列结构。

（1）膜蜗管

1）前庭膜：较薄，两侧覆盖单层扁平上皮，中间夹有少量结缔组织。

2）血管纹：为复层柱状上皮，上皮内可见毛细血管。上皮下方的致密结缔组织（增厚的骨膜）即螺旋韧带。

3）基底膜：为从骨性螺旋板至螺旋韧带之间的薄膜，基底膜上方的上皮特化为螺旋器，基底膜下方为单层扁平上皮。基底膜中深红色的细丝束为听弦。

（2）螺旋器（图 18-9）。

1）柱细胞：内柱细胞、外柱细胞均并列于基底膜上，细胞基部宽大，上部细而长，彼此分开。在标本中可见柱细胞核位于基底膜上。内柱细胞、外柱细胞围成三角形内隧道。

2）指细胞：位于内柱细胞、外柱细胞的两侧，切面上有一列内指细胞，位于内柱细胞的内侧；有 3～4 列外指细胞，位于外柱细胞的外侧。指细胞呈长柱形，基底部位于基底膜上，核圆，位于细胞的中部，其核的位置略高于柱细胞。

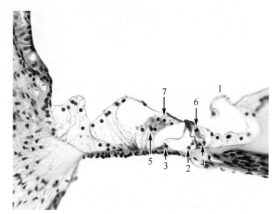

图 18-9　螺旋器（HE 染色，高倍镜）

1. 盖膜；2. 内柱细胞；3. 外柱细胞；4. 内指细胞；5. 外指细胞；
6. 内毛细胞；7. 外毛细胞

3）毛细胞：内指细胞、外毛细胞分别位于内指细胞、外指细胞的上方，呈矮柱状，核圆，位于细胞基部，胞质呈明显的嗜酸性。由于细胞染色较浅，细胞边界不清，因此可依核的位置区分柱细胞、指细胞和毛细胞。

4）盖膜：为较薄的胶质膜，起于螺旋缘，覆盖在螺旋器上方，在切片上常呈扭曲折叠状。

5. 壶腹嵴和位觉斑

材料与方法　豚鼠内耳，HE 染色。

肉眼：在切片上找到耳蜗旁边的不规则管腔。

低倍：可见骨组织围成的圆形或不规则形的腔。邻近耳蜗基部者为前庭，其内的膜性囊状结构为球囊或椭圆囊（在切片上不易区分），部分切片上可观察到球囊斑或椭圆囊斑。远离耳蜗的圆形腔多为半规管的横断面；半规管壶腹部呈不规则形，部分切片上可观察到壶腹嵴（图 18-10）。

高倍：主要观察下列结构。

（1）球囊斑与椭圆囊斑：均由上皮与固有层构成。上皮较厚，其中支持细胞呈柱状，核位于基底部，胞质色淡；毛细胞夹于支持细胞之间，核圆，位置高于支持细胞核，胞质染色略深，细胞顶面可见参差不齐的纤毛。上皮游离面上位觉砂膜中的钙盐结晶已于标本制备过程中脱钙消失，故该膜呈丝絮状淡染结构。固有层为局部增厚的骨膜（图 18-11）。

（2）壶腹嵴：上皮形态与球囊斑相似，壶腹帽呈丝絮状淡染结构。固有层为骨膜的致密结缔组织形成的嵴状突起。

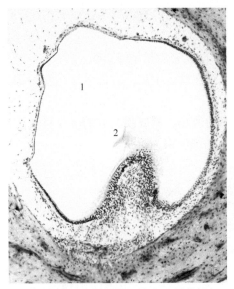

图 18-10 壶腹嵴（HE 染色，低倍镜）

1.半规管；2.壶腹帽；3.壶腹嵴

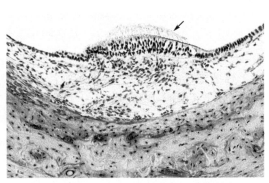

图 18-11 位觉斑（HE 染色，高倍镜）

↑为位觉斑

（二）电镜照片

1. 视细胞

材料与方法 豚鼠视网膜，透射电子显微镜（TEM）制片。

左侧为视锥细胞，右侧为视杆细胞，可见视细胞的内节、外节和膜盘（图 18-12）。

2. 内耳螺旋器表面观

材料与方法 豚鼠内耳，扫描电子显微镜（SEM）制片。

可见一列内毛细胞、三列外毛细胞和柱状细胞（图 18-13A），并可见外毛细胞游离面的静纤毛，外毛细胞坐落在外指细胞突起之上（图 18-13B）。

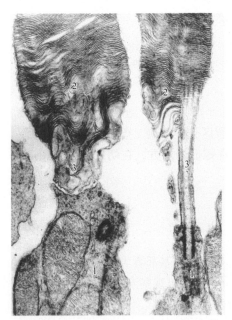

图 18-12 视锥细胞和视杆细胞（TEM）

1.内节；2.外节；3.内、外节缩窄处

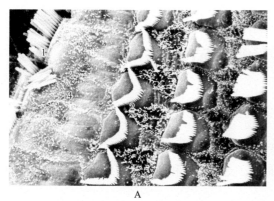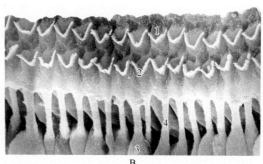

图 18-13　内耳螺旋器（SEM）

A：1. 内毛细胞；2. 外毛细胞；3. 外指细胞的突起；4. 柱细胞的顶部；B：1. 外毛细胞；2. 静纤毛；3. 外指细胞；4. 外指细胞的突起

附录：中英文对照专业词汇

central fovea　中央凹

choroid　脉络膜

ciliary body　睫状体

cone cell　视锥细胞

cornea　角膜

crista ampullaris　壶腹嵴

inner tunnel　内隧道

iris　虹膜

lens　晶状体

macula lutea　黄斑

macula sacculi　球囊斑

macula utriculi　椭圆囊斑

membranous labyrinth　膜迷路

osseous labyrinth　骨迷路

phalangeal cell　指细胞

pillar cell　柱细胞

retina　视网膜

rod cell　视杆细胞

sclera　巩膜

spiral organ　螺旋器

visual cell　视细胞

vitreous body　玻璃体

（赵　佳）

第十九章 男性生殖系统

一、实验目的

1. 阐述睾丸的结构和功能及精子发生过程。

2. 在光镜下识别睾丸生精小管中的生精细胞、支持细胞和睾丸间质细胞，以及附睾和精子的结构。

3. 认识健康规律的生活习惯对男性生殖系统健康的重要性，注重个人品德修养，培养临床思维。

二、实验内容

（一）光学显微镜观察

1. 睾丸与附睾

材料与方法　人睾丸与附睾，火棉胶包埋，HE 染色。

火棉胶包埋方法适用于大块组织切片，但多较厚，故高倍镜观察时需不断用细螺旋调整焦距。

肉眼：标本一侧呈半圆形，染色深的部分为睾丸；另一侧呈椭圆形，染色浅的部分为附睾；两者之间粉红色带状部分为睾丸纵隔。

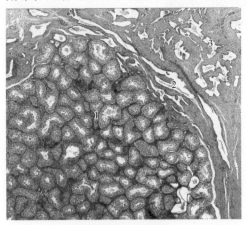

图 19-1　睾丸与附睾（HE 染色，低倍镜）
1. 睾丸；2. 睾丸网；3. 附睾

（1）睾丸

低倍：主要观察下列结构。

1）白膜和纵隔：睾丸表面被覆间皮，深部为致密结缔组织构成的白膜。白膜在睾丸与附睾相邻处增厚，为睾丸纵隔；其内有不规则的腔隙，即睾丸网。

2）生精小管和直精小管：睾丸实质中可见大量不同断面的管道，管径较粗，管壁较厚，由数层细胞围成，为生精小管（图 19-1）；直精小管靠近睾丸纵隔，管径很小，由单层上皮构成；生精小管之间的结缔组织中有一些胞体较大的嗜酸性细胞，为睾丸间质细胞。

高倍：主要观察下列结构。

1）生精小管：有明显的基膜，由生精上皮组成，含支持细胞与多层生精细胞。由于两类细胞胞质染色均淡，加之切片厚，细胞轮廓不清，故主要根据细胞核的形态与位置区分各类细胞（图 19-2）。

①生精细胞

A. 精原细胞：位于基膜上，细胞呈圆形，胞体较小；核圆，中等大小，染色较深。

B. 初级精母细胞：在精原细胞的内侧，可有2～3层细胞；胞体最大，呈圆形；核大而圆，含有或粗或细的染色体。此细胞常呈有丝分裂状态。

C. 次级精母细胞：在初级精母细胞的内侧，胞体较小，核圆，与精原细胞核大小相仿，但染色略淡。此类细胞在切片中不易见到。

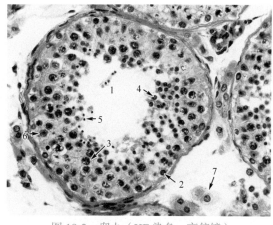

图 19-2　睾丸（HE 染色，高倍镜）
1. 生精小管; 2. 精原细胞; 3. 初级精母细胞; 4. 精子细胞; 5. 精子; 6. 支持细胞; 7. 睾丸间质细胞

D. 精子细胞：成群聚集于管腔面，细胞体积小；核小而圆，染色很深。

E. 精子：成群聚集于管腔；精子头部很小，呈梨形，染色极深；精子尾部一般不易见到。

②支持细胞：散在于各级生精细胞之间，细胞边界不清；核呈卵圆形或三角形，染色较浅，核仁明显。

2）肌样细胞：为生精小管基膜外侧的梭形平滑肌细胞样细胞。

3）睾丸间质细胞：多成群存在于生精小管间的结缔组织中。细胞为圆形或多边形，胞质嗜酸性，有时在胞质内可见棕黄色的色素颗粒，核大而圆，常偏于细胞一侧，核仁明显。

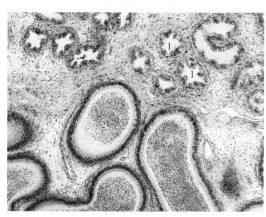

图 19-3　附睾（HE 染色，高倍镜）
1. 输出小管; 2. 附睾管

常可见有成团的精子。

2. 精子

材料与方法　人精液涂片，HE 染色。

肉眼：可见涂片上有染色深浅不一的区域。

低倍：精液涂得较薄部位的精子较为分散，而涂得较厚部位的精子聚集在一起或缠绕在一起，故选择较薄的部位观察。

（2）附睾

低倍：表面为致密结缔组织构成的被膜，内有许多小管，小管基膜外有少量环行平滑肌，小管之间为结缔组织。

高倍：观察输出小管及附睾管（图 19-3）。

1）输出小管：聚集于附睾头部，由高柱状纤毛细胞和低柱状无纤毛细胞相间排列而成，故腔面高低不平，基膜外有少量环行平滑肌。

2）附睾管：位于附睾体和尾，管腔大而规则，管壁为假复层柱状上皮，细胞游离面有静纤毛。上皮外有较多的平滑肌。腔内

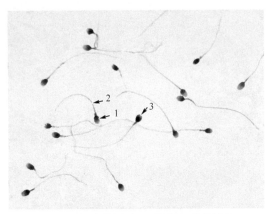

图 19-4 人精子（HE 染色，高倍镜）

1. 精子头；2. 精子尾；3. 顶体

高倍：精子呈蝌蚪状，由头和尾两部分构成。精子头呈椭圆形，颜色深，顶端淡染部分为顶体；尾部细而长，呈线状（图 19-4）。

3. 输精管

材料与方法　人输精管（横切），HE 染色。

肉眼：呈中空管状结构，管腔不规则。

低倍：主要观察下列结构。

（1）黏膜：表面有皱襞突入管腔。黏膜由上皮和固有层组成。上皮为假复层柱状上皮，固有层为结缔组织。

（2）肌层：由内纵、中环、外纵三层平滑肌组成。

（3）外膜：由结缔组织构成，为纤维膜。

4. 前列腺

材料与方法　人前列腺，HE 染色。

低倍：前列腺表面有结缔组织被膜。被膜伸入腺实质。腺泡腔较大，管腔不规则。腔内可见粉染圆形或椭圆形前列腺凝固体。

高倍：重点观察腺泡和导管（图 19-5）。

（1）被膜及间质：腺体表面有结缔组织被膜，其中富有平滑肌纤维，被膜的平滑肌和结缔组织伸入腺实质形成间质成分。

（2）腺泡：由单层立方上皮、单层柱状上皮或假复层柱状上皮构成。腔大，多皱襞，故腔面不规则，腔内可见有圆形或椭圆形的嗜酸性板层小体，称前列腺凝固体，经钙化可形成前列腺结石。

（3）导管：由单层柱状或单层立方上皮构成，往往与腺泡不易区别。

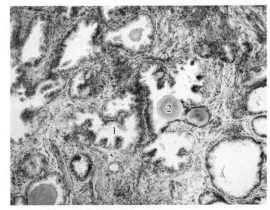

图 19-5　前列腺（HE 染色，高倍镜）

1. 分泌腺泡；2. 前列腺凝固体

（二）电镜照片

1. 生精小管

材料与方法　猴生精小管，透射电子显微镜（TEM）制片。

生精小管壁中靠近基膜（或肌样细胞）的圆形细胞为精原细胞，与其顶端细胞相连部位为胞质桥。生精细胞均嵌在支持细胞侧面。支持细胞核类似三角形，常染色质多，可见清晰的核仁，胞质含有电子密度较高的脂滴（图 19-6）。

2. 精子

材料与方法　大鼠精子，透射电子显微镜（TEM）制片。

高电子密度锥形的精子头部，尖端中等电子密度的部分为顶体；头部与尾部中段连接部位狭窄为颈部，其中可见中心粒；尾部中段外包线粒体鞘，中轴为微管组成的轴丝。精子周围是支持细胞的胞质（图 19-7）。

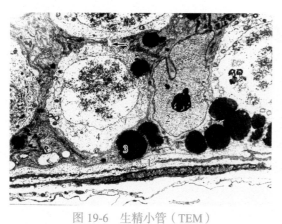

图 19-6　生精小管（TEM）

1. 基膜；2. 支持细胞；3. 脂滴；4. 精原细胞；5. 胞质桥

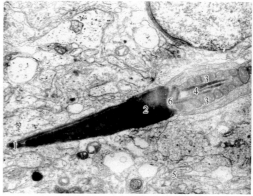

图 19-7　精子（TEM）

1. 顶体；2. 细胞核；3. 线粒体鞘；4. 轴丝；5. 支持细胞；6. 颈段

附录：中英文对照专业词汇

acrosome　顶体

blood-testis barrier　血 - 睾屏障

efferent duct　输出小管

epididymal duct　附睾管

epididymis　附睾

genital duct　生殖管道

mediastinum testis　睾丸纵隔

myoid cell　肌样细胞

primary spermatocyte　初级精母细胞

prostate　前列腺

rete testis　睾丸网

secondary spermatocyte　次级精母细胞

seminiferous tubule　生精小管

spermatid　精子细胞

spermatogenic cell　生精细胞

spermatogenic epithelium　生精上皮

spermatogonium　精原细胞

spermatozoon　精子

sustentacular cell　支持细胞

testis　睾丸

tubulus rectus　直精小管

tunica albuginea　白膜

（刘　颖）

第二十章　女性生殖系统

一、实验目的

1. 复述子宫和卵巢内各级卵泡的结构，理解子宫内膜周期性变化及其与卵巢激素的关系。

2. 在光镜下识别月经期、增生期和分泌期的子宫内膜，卵巢内各级卵泡、黄体、间质腺的结构。

3. 认识健康规律的生活习惯对女性生殖系统健康的重要性，注重个人品德修养，培养临床思维。

二、实验内容

（一）光学显微镜观察

1. 卵巢

材料与方法　兔卵巢，HE 染色。

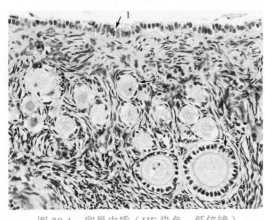

图 20-1　卵巢皮质（HE 染色，低倍镜）
1. 表面上皮；2. 原始卵泡；3. 初级卵泡

肉眼：卵巢纵断面为椭圆形，其周边部为皮质，中央部较疏松为髓质。

低倍：卵巢表面覆有单层扁平或立方上皮，上皮下方有薄层结缔组织构成的白膜。

（1）皮质：可见发育不同阶段的各级卵泡（图 20-1）。

1）原始卵泡：位于白膜下方，数量很多，体积小。中央有一较大的初级卵母细胞，细胞核圆，染色浅，核仁明显，胞质呈嗜酸性。初级卵母细胞周围有一层扁平的卵泡细胞。

2）初级卵泡：中央为较大的初级卵母细胞，其表面有粉红色均质的透明带，周围的卵泡细胞由扁平分化为立方形或柱状，进而增殖分化为多层。随着初级卵泡体积增大，卵泡细胞周围的梭形细胞形成卵泡膜。

3）次级卵泡：初级卵母细胞周围的卵泡细胞增多，细胞间出现小腔，有的已融合成大腔，为卵泡腔。腔内可见淡粉红色均质物，为卵泡液中蛋白质凝固形成。卵泡腔扩大并把初级卵母细胞和部分卵泡细胞挤向一侧，形成卵丘。紧贴透明带的一层高柱状卵泡细胞呈放射状排列，似冠状，称为放射冠。卵泡腔周围的卵泡细胞形成颗粒层。颗粒层周围的卵泡膜更明显，其内层有多边形、体积较大、浅染的膜细胞，外层为结缔组织（图 20-2）。

4）成熟卵泡：突向卵巢表面，卵泡腔很大，颗粒层相应变薄。标本上很少见到。

5）闭锁卵泡：其形态可因闭锁时卵泡发育阶段不同而异，也可因同一发育阶段的卵泡所处闭锁过程的早晚期不同而异。一般闭锁早期的卵泡因卵泡细胞死亡可见固缩浓染的细胞核，尚可见大量中性粒细胞进入。闭锁晚期的卵泡残存扭曲变形的透明带，其内卵母细胞已消失，其外常见大量间质细胞（图20-3）。

6）间质腺：由大量间质细胞构成。间质细胞与膜细胞形态相仿，但较大。在兔卵巢切片上间质腺极其发达，无典型黄体（图20-4）。

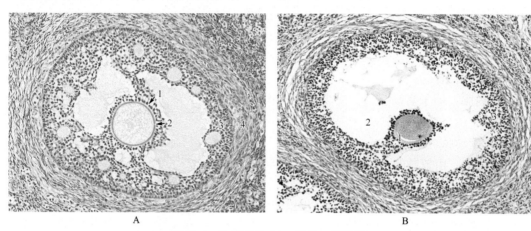

图 20-2　次级卵泡（HE 染色，低倍镜）

A：1. 放射冠；2 透明带；3. 颗粒层；4. 卵泡膜；B：1. 卵丘；2. 卵泡腔；3. 颗粒层；4. 卵泡膜

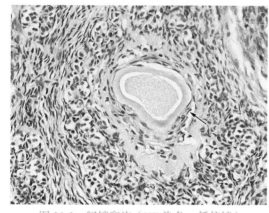

图 20-3　闭锁卵泡（HE 染色，低倍镜）

↑闭锁卵泡

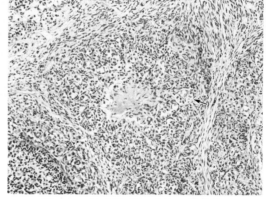

图 20-4　间质腺（HE 染色，低倍镜）

↑间后隙

（2）髓质：由疏松结缔组织组成，其中含有丰富的血管。

2. 输卵管

材料与方法　人输卵管，HE 染色。

肉眼：此标本为输卵管壶腹部横断，腔内面染成紫色的部分为黏膜，周围染成红色的部分为肌层。

低倍：

（1）黏膜：可见许多分支皱襞突入管腔，故腔面不规则。上皮为单层柱状上皮，有纤

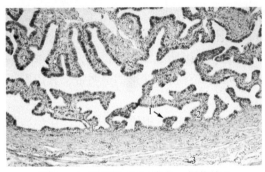

图 20-5　输卵管（HE 染色，低倍镜）

1.输卵管上皮；2. 固有层；3. 肌层

毛的为纤毛细胞，无纤毛的为分泌细胞。固有层较薄，由结缔组织组成（图 20-5）。

（2）肌层：由内环、外纵两层平滑肌组成。

（3）浆膜：由间皮及结缔组织构成。

3. 子宫

（1）子宫（增生期）

材料与方法　人子宫体（增生期），HE 染色。

肉眼：标本上着色深的一侧为内膜。

低倍：子宫壁很厚，分为内膜、肌层和外膜三层（图 20-6）。

1）内膜：即子宫黏膜，上皮为单层柱状上皮；固有层较厚，由结缔组织构成。在固有层内可见管状的子宫腺及螺旋动脉。

2）肌层：由较厚的平滑肌组成，肌纤维成层排列，血管较丰富。

3）外膜：较薄，由间皮和少量结缔组织构成。

（2）子宫（分泌期）

材料与方法　人子宫体（分泌期），HE 染色。

肉眼：标本上着色深的一侧为内膜。

低倍：子宫壁很厚，分为内膜、肌层和外膜三层（图 20-7）。重点观察内膜，在固有层内可见子宫腺增多、增长并弯曲，腺腔扩大；螺旋动脉伸入内膜浅层。

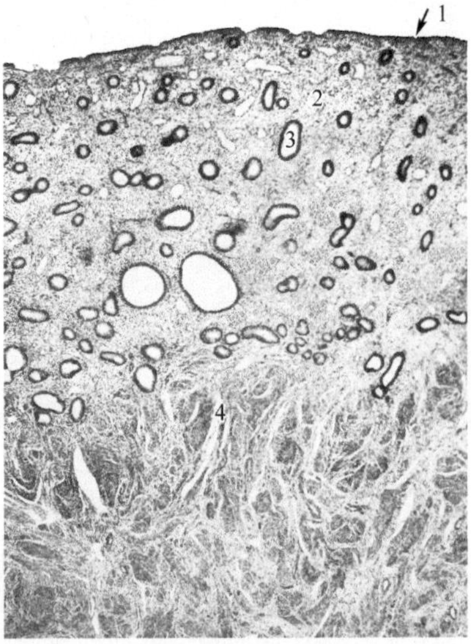

（3）子宫（月经期）

材料与方法　人子宫体（月经期），HE 染色。

肉眼：标本上着色深的一侧为内膜。

图 20-6　子宫增生期（HE 染色，低倍镜）

1. 内膜上皮；2. 固有层；3. 子宫腺；4. 肌层

低倍：子宫壁很厚，分为内膜、肌层和外膜三层。重点观察内膜，在固有层内可见较多血细胞（图 20-8）。

4.乳腺

（1）乳腺（静止期）（图 20-9）

材料与方法　人乳腺（静止期），HE 染色。

低倍：由结缔组织将乳腺分成小叶。腺泡在小叶内呈管泡状，腺泡较少（图 20-10）。

高倍：腺腔很小，腺泡上皮为单层立方或柱状上皮。小叶内导管上皮与腺泡上皮相同，小叶间导管上皮为复层柱状上皮。

（2）人乳腺（活动期）（图 20-10）

材料与方法　人乳腺（活动期），HE 染色。

低倍：可见有许多腺小叶，小叶间结缔组织较少，小叶内可见处于不同分泌期的腺泡。

高倍：有的乳腺泡上皮呈柱状，胞质内呈空泡状；有的腺泡上皮呈扁平形；腺腔中粉红色均质物为乳汁蛋白凝固形成。小叶间导管上皮为单层柱状上皮或复层柱状上皮。

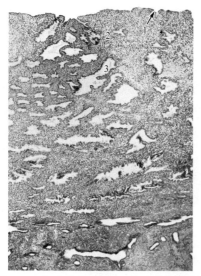

图 20-7　子宫分泌期（HE 染色，低倍镜）
1. 内膜上皮；2. 固有层；3. 子宫腺

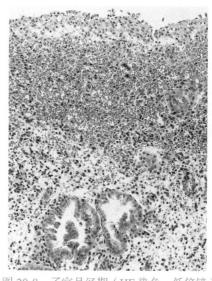

图 20-8　子宫月经期（HE 染色，低倍镜）

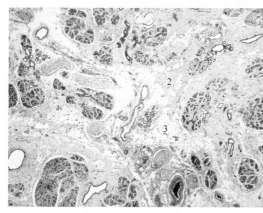

A

B

图 20-9　静止期乳腺（HE 染色）
A. 低倍镜；B. 高倍镜。1. 腺泡；2. 结缔组织；3. 脂肪

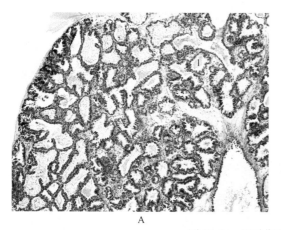

A

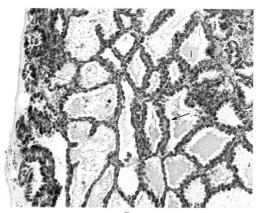

B

图 20-10　活动期乳腺（HE 染色）
A. 低倍镜；B. 高倍镜。1. 乳汁蛋白；2. 腺泡上皮细胞

（二）电镜照片

生长卵泡

材料与方法　猴卵巢，透射电子显微镜（TEM）制片。

可见初级卵母细胞、透明带和卵泡细胞。初级卵母细胞胞质中出现电子致密的溶酶体，称为皮质颗粒。卵泡细胞的纤细突起伸入透明带，与初级卵母细胞的微绒毛或胞膜接触，可形成缝隙连接（图 20-11）。

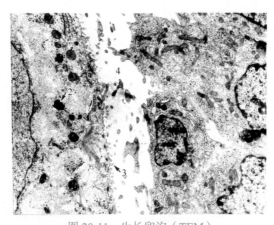

图 20-11　生长卵泡（TEM）

1.初级卵母细胞核；2.皮质颗粒；3.微绒毛；4.透明带；5.卵泡细胞（放射冠）

附录：中英文对照专业词汇

atresic follicle　闭锁卵泡

corona radiata　放射冠

corpus albicans　白体

corpus luteum　黄体

cumulus oophorus　卵丘

endometrium　内膜

fertilized ovum　受精卵

follicle　卵泡

follicular cavity　卵泡腔

follicular cell　卵泡细胞

follicular stigma　卵泡小斑

granulosa layer　颗粒层

granulosa lutein cell　颗粒黄体细胞

mature follicle　成熟卵泡

menstrual cycle　月经周期

menstrual phase　月经期

menstruation　月经

oocyte　卵母细胞

ovary　卵巢

ovulation　排卵

ovum　卵细胞

primary follicle　初级卵泡

primary oocyte　初级卵母细胞

primordial follicle　原始卵泡

proliferative phase　增生期

secondary follicle　次级卵泡

secretory phase　分泌期

theca lutein cell　膜黄体细胞

zona pellucida　透明带

（刘　颖）

第二十一章　胚胎学总论

一、实验目的

1. 观察人胚早期发生模型，复述受精、受精卵、卵裂、胚泡、植入、二胚层胚盘和三胚层胚盘的形成及分化，理解胎盘与胎膜的演变过程及常见畸形的成因。

2. 在光镜下识别三胚层胚盘和胎盘的结构。

3. 理解胚胎发育过程中出现的常见畸形对个体发育的影响，建立优生优育观念。

二、实验内容

（一）三胚层

材料与方法　鸡胚（孵化36h，横断面），卡红染色。

肉眼：卡红使细胞核呈深红色，细胞质呈浅红色，故标本染为深浅不一的红色。

低倍：切片中央较厚、呈弓形凸起的部分是胚体，其表面是背侧的外胚层，与之相连的薄层组织是羊膜和胚外体壁中胚层；与凸起面相对的是腹侧的内胚层，与之相连的薄层组织是卵黄囊和胚外脏壁中胚层。内胚层、外胚层之间是胚内中胚层，即中胚层（图21-1）。

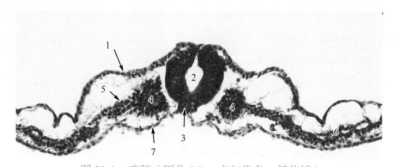

图21-1　鸡胚（孵化36h，卡红染色，低倍镜）

1. 外胚层；2. 神经管；3. 脊索；4. 轴旁中胚层（体节）；5. 间介中胚层；6. 侧中胚层；7. 内胚层

高倍：重点观察下列结构。

（1）外胚层：由一层柱状细胞组成。

（2）神经管：位于胚体中央，外胚层的下方，呈管状，由多层细胞围成。部分标本为神经沟。

（3）脊索：位于神经管或神经沟腹侧，呈圆形的细胞团，体积较小。

（4）胚内中胚层：对称分布于神经管和脊索的两侧，从胚体中轴线至胚体边缘依次是呈三角形的轴旁中胚层（体节）、呈短薄片状的间介中胚层和呈狭长薄片状的侧中胚层，侧中胚层之间可见胚内体腔，并由胚内体腔将侧中胚层分为胚体背侧的体壁中胚层和腹侧的脏壁中胚层。胚内体腔与胚外体腔相连。

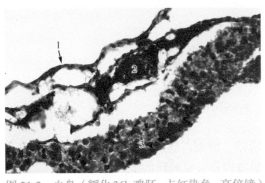

图 21-2 血岛（孵化 36h 鸡胚，卡红染色，高倍镜）

1. 羊膜；2. 血岛；3. 卵黄囊

（5）内胚层：由一层立方形的细胞组成。

（6）胚外中胚层：位于羊膜和卵黄囊外表面。其中，卵黄囊壁的胚外脏壁中胚层分化形成血岛（图 21-2），血岛将分化形成原始毛细血管和造血干细胞。

（二）胎盘

1. 人胎盘（分娩后获得）

肉眼：新鲜成熟的胎盘呈中央略厚、周边略薄的深紫色圆盘状，一般重约 500g，质地较软。胎盘直径约 15～20cm，平均厚度为 2.5cm。胎盘分为两个面，即胎儿面和母体面。胎儿面（图 21-3）表面光滑，被覆半透明状的羊膜。脐带呈圆柱状，一般位于胎儿面的偏中央处，也可位于中央或边缘处。透过羊膜可见粗细不等的脐血管及其分支由附着处向四周呈放射状分布。胎盘的母体面（图 21-4）相对粗糙，颜色较深，可见大小不等的分区，即胎盘小叶。

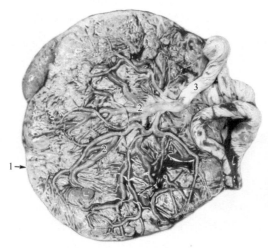

图 21-3 人胎盘胎儿面

1. 羊膜；2. 脐血管；3. 脐带

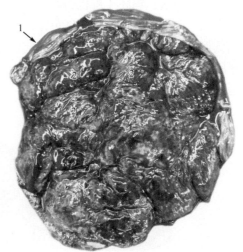

图 21-4 人胎盘母体面

1. 羊膜；2. 胎盘小叶

2. 早期胎盘

材料与方法 人绒毛膜（早期胎盘），HE 染色。

低倍：表面光滑、较厚、呈长条状的是早期胎盘胎儿面的绒毛膜板。位于绒毛膜板外侧的是不同断面的绒毛，绒毛之间是绒毛间隙（图 21-5）。

高倍：重点观察绒毛膜板和绒毛（图 21-6）。

（1）绒毛膜板：自内向外由羊膜上皮、结缔组织、细胞滋养层和合体滋养层组成。

1）羊膜上皮：单层扁平上皮被覆于绒毛膜板表面。

2）结缔组织：位于羊膜上皮外侧，比较厚。细胞边界不清，染色较深，细胞质及基质均呈弱嗜酸性。其中，可见仅由内皮细胞构成的血管，管腔内可见嗜碱性的原始血细胞及分化成熟的血细胞。

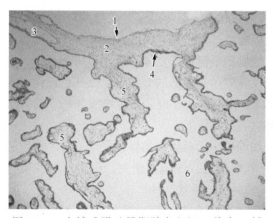

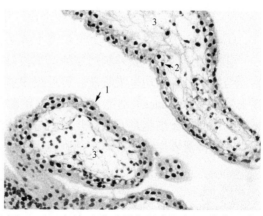

图 21-5 人绒毛膜（早期胎盘）（HE 染色，低倍镜）

1. 羊膜上皮；2. 结缔组织；3. 血管；4. 细胞滋养层和合体滋养层；5. 绒毛；6. 绒毛间隙

图 21-6 人绒毛膜（早期胎盘）（HE 染色，高倍镜）

1. 合体滋养层；2. 细胞滋养层；3. 结缔组织

3）细胞滋养层和合体滋养层：细胞滋养层由一层立方形细胞组成，细胞边界明显。细胞核圆、深染、位于细胞中央，细胞质染色非常浅淡。有的部位细胞滋养层消失。合体滋养层由一层连续的细胞构成，细胞边界消失。细胞核圆、深染，胞质弱嗜碱性。

（2）绒毛：由于断面的关系，大部分绒毛与绒毛膜板分离，少部分与绒毛膜板相连。其中较粗大的是绒毛干，较细小的是游离绒毛，两者结构相同，由表及里分别是合体滋养层、细胞滋养层及结缔组织。

3. 晚期胎盘

材料与方法　人晚期胎盘，HE 染色。

肉眼：胎盘的胎儿面（绒毛膜板）表面光滑、平坦，其对侧是胎盘的母体面，表面不光滑。

低倍：胎盘的胎儿面（图 21-7）是表面光滑而平坦的绒毛膜板，其对侧是胎盘的母体面（图 21-8）。两者之间可见大量绒毛及绒毛间隙。

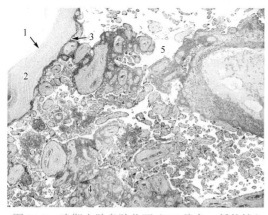

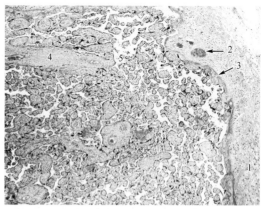

图 21-7 晚期人胎盘胎儿面（HE 染色，低倍镜）

1. 羊膜上皮；2. 结缔组织；3. 细胞滋养层壳；4. 绒毛 5. 绒毛间隙

图 21-8 晚期人胎盘母体面（HE 染色，低倍镜）

1. 底蜕膜；2. 底蜕膜血管；3. 细胞滋养层壳；4. 绒毛；5. 绒毛间隙及母体血细胞

高倍：重点观察绒毛膜板、绒毛和底蜕膜，并与早期胎盘相应结构比较异同点。

1）绒毛膜板：自内向外由羊膜上皮、结缔组织和合体滋养层组成。

①羊膜上皮：单层扁平上皮被覆于绒毛膜板表面。

②结缔组织：羊膜外侧的结缔组织较厚，细胞核呈椭圆形、体积较小、染色较深，细胞质与细胞外基质均呈嗜酸性。可见很多血管，管腔内有成熟的血细胞。结缔组织内含有霍夫鲍尔（Hofbauer）细胞，呈圆形、轮廓清晰，细胞核大、圆、染色略浅，细胞质弱嗜碱性（Hofbauer 细胞是鉴别胎儿组织与母体组织的重要依据）。

③合体滋养层：非常薄，细胞边界消失，细胞核小而深染密集排列成层。有的部位滋养层变性，细胞核消失，仅见嗜酸性染色的薄层均质状结构。

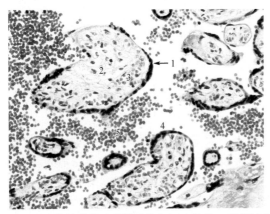

图 21-9　人绒毛膜（晚期胎盘）（HE 染色，高倍镜）

1. 滋养层；2. 结缔组织；3. 绒毛血管；4. 绒毛间隙；5. 母体血细胞

2）绒毛：由于切面的关系，大部分绒毛与绒毛膜板分离，少部分与绒毛膜板相连。较粗大的绒毛干和较细小的游离绒毛，其结构相同，均由表面的合体滋养层和中轴的结缔组织组成。绒毛干表面的合体滋养层变性较明显，中轴的结缔组织内可见 Hofbauer 细胞。游离绒毛中轴的结缔组织内可见大量的毛细血管。绒毛之间的部位是绒毛间隙，可见大量的母体血细胞（图 21-9）。

3）胎盘的母体面：由细胞滋养层和蜕膜组成的基板构成。底蜕膜向绒毛之间发出的楔形小隔，形成胎盘间隔，将胎盘分割为 15～30 个胎盘小叶。在绒毛间隔和基板表面的细胞滋养层壳变性，呈嗜酸性薄层均质状。底蜕膜中可见粗大的螺旋动脉和子宫静脉开口于绒毛间隙。

三、人胚早期发生模型观察

（一）卵裂及胚泡形成

成熟获能后的精子与卵子结合形成受精卵的过程称受精。受精后，受精卵迅速进行有丝分裂，称卵裂，卵裂产生的子细胞称卵裂球。受精后第 3 天，卵裂球由 12～16 个细胞组成，称为桑葚胚。受精后第 4 天，卵裂球由 100 多个细胞组成，称为胚泡，胚泡中央为胚泡腔，腔内充满液体；胚泡壁由单层细胞构成，称为滋养层，滋养层内面一侧有一团细胞，称为内细胞群，紧贴内细胞群的滋养层称为极端滋养层（图 21-10）。

（二）植入

受精卵形成后，在卵裂的同时，逐渐由输卵管壶腹部向子宫腔方向移动，当移动到子宫腔时，形成胚泡。胚泡逐渐埋入子宫内膜的过程，称为植入。植入从受精后第 5～6 天开始，于第 11～12 天完成。胚泡最常植入部位是子宫的前壁或后壁，也可植入子宫底。若植入子宫颈内口附近，形成胎盘，称为前置胎盘。植入若发生在子宫以外，如输卵管壶腹部、卵巢、腹膜等处，称为异位妊娠或称异位植入。在植入的过程中，滋养层细胞分裂，数量增多，形成合体滋养层和细胞滋养层。其中，合体滋养层位于胚体表面。植入后的子宫内膜功能层，称为蜕膜（图 21-11）。

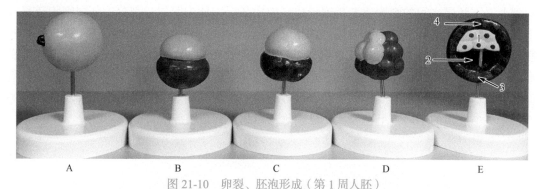

图 21-10　卵裂、胚泡形成（第 1 周人胚）

A.受精卵；B.卵裂为 2 个子细胞；C.卵裂为 3 个子细胞；D.桑葚胚；E.胚泡（1.内细胞群；2.胚泡腔；3.滋养层；4.极端滋养层）

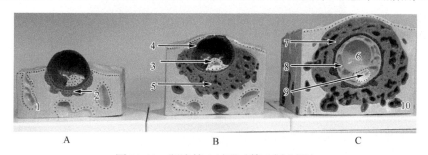

图 21-11　胚泡植入过程（第 2 周人胚）

A：1.子宫内膜；2.极端滋养层；B：3.二胚层胚盘；4.细胞滋养层；5.合体滋养层；C：6.卵黄囊；7.初级绒毛；8.胚外中胚层；9.羊膜腔；10.蜕膜

（三）胚层形成

1. 二胚层及相关结构的形成　在胚胎发育的第 2 周，胚泡在完成植入的同时，形成二胚层胚盘及部分胎膜。

受精后第 2 周初，内细胞群朝向胚泡腔的细胞形成一层整齐的立方形细胞，称为下胚层（初级内胚层）；同时，下胚层的上方出现一层柱状细胞，称为上胚层（初级外胚层），上胚层、下胚层形成圆盘状的二胚层胚盘，是人体发育的原基。上胚层与滋养层之间出现羊膜腔，由羊膜包绕；下胚层向胚泡腔延伸形成一囊状结构为原始卵黄囊。第 2 周末（约第 12 天），胚外中胚层内出现胚外体腔，将胚外中胚层分成两部分，覆盖于卵黄囊外表面的为胚外脏壁中胚层，覆盖于细胞滋养层内表面和羊膜外面的为胚外体壁中胚层。由于胚外体腔的扩大，由少部分胚外中胚层连于胚盘与滋养层之间，称为体蒂，将参与脐带的形成（图 21-11、图 21-12）。

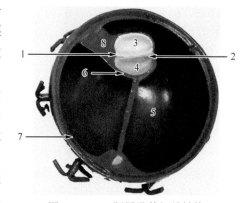

图 21-12　二胚层及其相关结构

1.上胚层；2.下胚层；3.羊膜腔；4.卵黄囊；5.胚外体腔；6.胚外脏壁中胚层；7.胚外体壁中胚层；8.体蒂

2. 三胚层及相关结构的形成 受精后第2周初，胚盘上胚层细胞增殖，由胚盘两侧向尾侧中轴线迁移，称为原条。原条出现侧为胚盘的尾端，其前方为头端。原条头端的细胞增殖更快，形成原结。原条和原结细胞向上、下胚层之间迁移形成原沟和原凹，由原条迁移到上、下胚层之间的细胞逐渐扩展形成胚内中胚层，即中胚层；部分上胚层细胞迁移入下胚层，并替代下胚层细胞，形成一层新的细胞，称为内胚层；原来的上胚层则改称为外胚层（图21-13）。第3周末，胚盘从2周末的圆盘状变为头侧较大尾侧较小的梨形或鞋底形，由三个胚层构成，称为三胚层胚盘。原凹处的上胚层细胞不断向下增殖并向头端迁移形成脊索，在人胚早期有一定的支持及诱导作用，以后逐渐退化。脊索头端和原条尾端各有一个无中胚层的小区，呈薄膜状，分别称为口咽膜和泄殖腔膜。

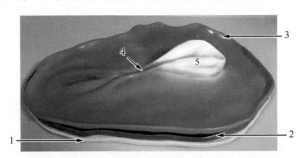

图 21-13 三胚层胚盘
1.内胚层；2.中胚层；3.外胚层；4.神经沟；5.神经褶

（四）三胚层分化和胚体形成

胚胎第4~8周时，三个胚层分化形成器官原基，胚体外形逐渐建立。

1. 外胚层的分化

（1）神经管的形成及分化：在脊索的诱导下，脊索背侧的外胚层增厚形成的细胞板，

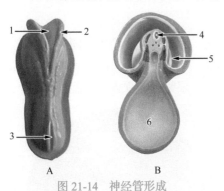

图 21-14 神经管形成
A：1.前神经孔；2.神经褶；3.后神经孔；B：4.神经管；5.羊膜腔；6.卵黄囊

称为神经板。第18天时，神经板中央凹陷，称为神经沟，神经沟两侧隆起，称为神经褶（图21-13）。在胚体颈部的神经褶首先愈合，形成神经管，愈合过程逐渐向头、尾两端进行。此时，神经管的头尾两端各留有一个孔，头端的称为前神经孔，尾端的称为后神经孔（图21-14A）。随后，前后神经孔分别约在第25天和第27天闭合（图21-14B）。神经管闭合后，神经管头端快速发育，膨大为脑泡，是脑的原基；神经管其余部分发育为脊髓的原基；神经管的管腔分化为脑室和中央管。

（2）神经嵴的形成及分化：在神经管形成的同时，神经褶边缘的部分细胞向下方的间充质迁移，在神经管背部两侧形成神经嵴。第4周末，神经嵴开始分化为周围神经系统的脑神经节、脊神经节、交感神经节、副交感神经节、神经、肾上腺髓质、神经内分泌细胞等结构。

（3）其余外胚层的分化：其余外胚层主要分化为皮肤的表皮及其附属器。

2. 中胚层的分化 第3周初，脊索两侧的中胚层细胞数量增多，从最初均匀的一层分

化为三部分，从中央向两侧分别是：轴旁中胚层、间介中胚层和侧中胚层（图 21-15）。

（1）轴旁中胚层的形成及分化：紧邻脊索两侧的中胚层细胞迅速增殖，形成一对纵行的细胞索，称为轴旁中胚层。第 3 周末，轴旁中胚层细胞增殖，形成细胞团，称为体节。体节的出现是从胚体的头端开始，逐渐向尾端进行，每天形成 3～4 对，体节分化为脊柱、背侧皮肤真皮和骨骼肌。

（2）间介中胚层的形成及分化：间介中胚层是轴旁中胚层和侧中胚层之间的狭长区域，分化为泌尿生殖器官的原基。

（3）侧中胚层的形成及分化：侧中胚层起初是薄片状结构，很快在侧中胚层内出现腔隙，称为胚内体腔，将侧中胚层分为体壁中胚层和脏壁中胚层。体壁中胚层分化为浆膜壁层、体壁骨骼和骨骼肌的原基。脏壁中胚层分化为浆膜脏层、内脏平滑肌和结缔组织的原基。胚内体腔分化为心包腔、胸膜腔和腹膜腔（图 21-15）。

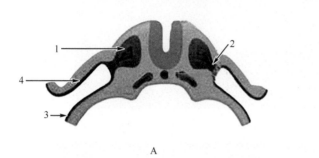 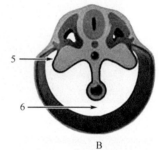

图 21-15 中胚层分化

A：1. 轴旁中胚层；2. 间介中胚层；3. 脏壁中胚层；4. 体壁中胚层；B：5. 胚内体腔；6. 胚外体腔

（4）其余中胚层的分化：在中胚层分化过程中，除一部分保持上皮性结构外，大部分将形成由星形的间充质细胞和基质组成的间充质。间充质细胞将分化为结缔组织、肌组织和心血管系统等。

3. 内胚层的分化 由于神经管的迅速生长，胚体头、尾褶及侧褶逐渐加深，使卵黄囊顶壁的内胚层卷入胚体内胚层内，形成原始消化管，分为位于头端的前肠、位于尾端的后肠、前后肠之间与卵黄囊相连的中肠三部分。前肠的头端有口咽膜封闭，后肠末端腹侧有泄殖腔封闭。第 6 周，卵黄囊逐渐变细而形成的卵黄蒂闭锁，原始消化管形成一条位于神经管及脊索下方的纵行管，是消化和呼吸系统的原基，主要分化为这些系统的上皮组织（图 21-16）。

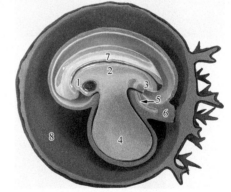

图 21-16 内胚层分化

1. 前肠；2. 中肠；3. 后肠；4. 卵黄囊；5. 尿囊；6. 体蒂；
7. 神经管；8. 胚外体腔

4. 胚体外形的形成 受精后第 2 周末，由上、下胚层构成的胚体呈扁平的盘状。上胚层和下胚层分别构成羊膜腔的底和卵黄囊的顶。体蒂将胚连接至绒毛膜内，悬挂在胚外体腔中。第 4 周初，由于体节、神经管生长迅速，胚盘中轴的生长速度较胚盘边缘快，从而使扁平的胚盘向羊膜腔内隆起，在胚盘边缘出现明显的卷折，头、尾端的称为头褶和尾褶，两侧缘的称为侧褶。随胚体的生长，头褶、尾褶和侧褶逐渐加深，胚盘由圆盘状变为圆柱状胚体。第 4 周末，胚体呈 "C" 形。

受精后第5~8周，胚体外形出现明显变化（图21-17），第8周末初具人形，主要器官、系统在此期内形成，称为器官形成期或致畸易感期。发生的主要变化是：由于神经管头端生长迅速，胚体头部向腹侧弯曲，胚体呈"C"形；躯干变直头部逐渐抬起；眼、耳、鼻逐渐出现，颜面形成；肢芽出现，逐渐形成上肢和下肢；尾突逐渐不明显，甚至消失；出现明显的脐带；心肝隆起明显；头颈部逐渐分明；外生殖器发生，不能分辨性别；神经肌肉发育，胚体可进行轻微活动。将此期胚体变化总结为：躯干变直头抬起；颜面出现；肢芽出现；尾突消失、脐带出现；心、肝出现；神经、肌肉发育。

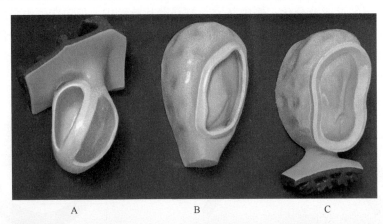

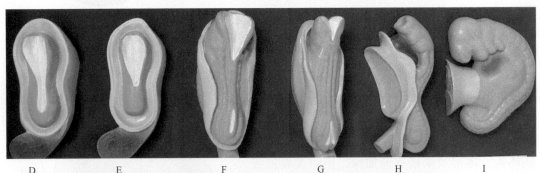

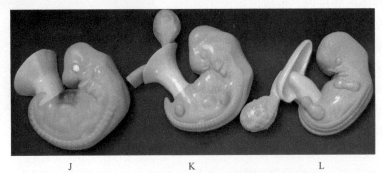

图 21-17　胚体外形变化

A.13 天胚盘外形；B.14 天胚盘外形；C.15 天胚盘外形；D.17 天胚盘外形；E.18 天胚盘外形；F.22 天胚外形；G.24 天胚外形；H.25 天胚外形；I.27 天胚外形；J.30 天胚外形；K.34 天胚外形；L.40 天胚外形

（五）实物标本

标本来源于社会捐献，胚胎龄的计算为受精龄，胚胎长度为顶臀长。

1. 正常发育大体标本

（1）第 4 周时，三胚层开始分化，神经管形成。胚体呈圆柱状，脐带与胎盘可见，体长 1.5～5.0mm（图 21-18A）。

（2）第 5 周时，肢芽出现，手板明显，体长 4～8mm（图 21-18B）。

（3）第 6 周时，肢芽分为两节，远端部分呈足板状，体长 7～12mm（图 21-18C）。

（4）第 7 周时，手指明显，足趾可见，颜面形成，胚体逐渐变直，体长 20～21mm（图 21-18D）。

（5）第 8 周时，手指足趾明显，并出现分节，五官形成似人形，外生殖器发生，体长 19～35mm（图 21-18E）。

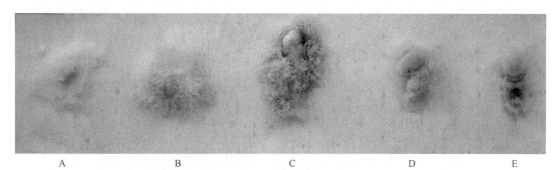

图 21-18　第 4～8 周胚胎标本
A. 第 4 周；B. 第 5 周；C. 第 6 周；D. 第 7 周；E. 第 8 周

（6）第 4～5 月时，胎脂与胎毛已经出现，体长 140～190mm（图 21-19A）。

（7）第 6 个月时，指（趾）甲全部出现，皮肤红且皱，胎体较瘦，体长约 230mm（图 21-19B）。

（8）第 7 个月时，头发明显，皮肤略皱，眼可睁开，体长约 270mm（图 21-19C）。

（9）第 7 个月后，体长和体重均迅速增长。体内器官迅速发育，如睾丸下降、胎毛开始脱落、胎体丰满、胸部发育等（图 21-20）。

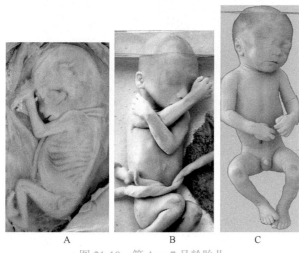

图 21-19　第 4～7 月龄胎儿
A. 第 4 月龄；B. 第 6 月龄；C. 第 7 月龄

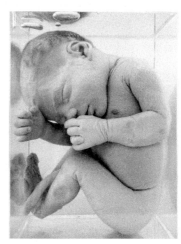

图 21-20　第 9 月龄胎儿

2. 先天性畸形大体标本

（1）无脑儿：神经管头端的前神经孔在第 25 天左右闭合。如果前神经孔未闭，则形成无脑儿。无脑儿的头颅顶部仅有薄层脑膜覆盖，无肌肉、骨骼、皮肤和毛发覆盖（图 21-21）。这是神经系统的一种严重畸形。

（2）脊髓脊柱裂：神经管尾端的后神经孔在第 27 天左右闭合。如果后神经孔未闭，则形成脊髓脊柱裂。中度的脊髓脊柱裂较为常见，表现为：脑（脊）膜膨出（图 21-22）。严重的表现为：脊髓或椎骨缺损，在背侧出现裂沟，无皮肤覆盖，神经组织暴露于外（图 21-23）。

（3）联胎：是两个胚体的局部相连，又称连体双胎。在单卵孪生发生过程中，当一个胚盘出现两个原条分别发育为一个胚胎时，如果两个原条靠得较近，两个胚胎可能发生局部相连。联胎的形式较多，如胸腹联体（图 21-24、图 21-25）、腹部联体、臀部联体、背部联体等对称型联胎；还有不对称型联胎，如寄生胎或胎内胎等。

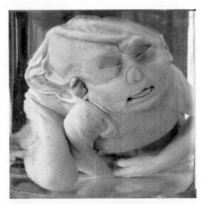
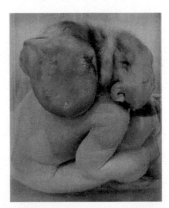

图 21-21　无脑儿　　　　　图 21-22　脑（脊）膜膨出

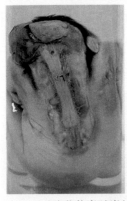
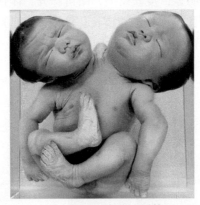
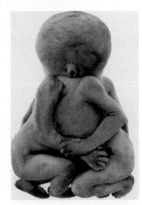

图 21-23　无脑儿伴脊髓脊柱裂　　　图 21-24　双头胸腹联体　　　图 21-25　单头胸腹联体

（六）胎膜和胎盘模型

在胚胎发育过程中，内细胞群发育为胚体，滋养层则形成对胚体发育起着营养、保护、支持等作用的胎膜和胎盘。胎膜和胎盘是胚胎发育临时性的器官，随着胎儿的娩出而排出母体，称为胞衣。

1. 胎膜　由绒毛膜、羊膜、卵黄囊、尿囊和脐带组成（图 21-26、图 21-27）。

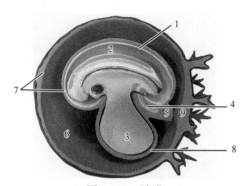

图 21-26　胎膜

1. 羊膜；2. 羊膜腔；3. 卵黄囊；4. 尿囊；5. 体蒂；6. 胚外体腔；7. 胚外体壁中胚层；8. 胚外脏壁中胚层；9. 丛密绒毛膜

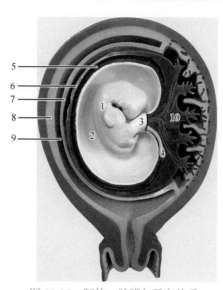

图 21-27　胚体、胎膜与子宫关系

1. 胚体；2. 羊膜腔；3. 原始脐带；4. 尿囊（脐尿管）；5. 胚外体腔；6. 平滑绒毛膜；7. 包蜕膜；8. 壁蜕膜；9. 子宫腔；10. 丛密绒毛膜

（1）绒毛膜：由滋养层和衬于其内的胚外中胚层组成。不同发育时期，绒毛膜的结构差别较大。

1）初级绒毛干：第2周，在胚泡表面形成的绒毛状突起，由突起表面的合体滋养层和中央的细胞滋养层组成。

2）次级绒毛干：第3周初，胚外中胚层逐渐加入初级绒毛干，形成绒毛中轴，称为次级绒毛干。

3）三级绒毛干：第3周末，绒毛中轴的胚外中胚层分化为毛细血管，与胚体内的血管相通，称为三级绒毛干。继之，三级绒毛干再分支，形成游离绒毛；三级绒毛干的主干，形成固定绒毛。固定绒毛顶端的细胞滋养层穿过合体滋养层到达底蜕膜，形成细胞滋养层壳。

4）丛密绒毛膜和平滑绒毛膜：在胚胎发育的前6周，绒毛分布均匀。之后，伸入底蜕膜的绒毛由于营养丰富而生长茂密，称为丛密绒毛膜，参与构成胎盘。伸入包蜕膜的绒毛由于营养缺乏而逐渐退化、消失，称为平滑绒毛膜。

（2）羊膜：由羊膜上皮和胚外中胚层一起构成半透明薄膜。羊膜环绕羊膜腔形成羊膜囊，羊膜上皮细胞分泌羊水进入羊膜腔内。最初，羊膜囊位于胚盘的背侧，随着圆柱状胚体的形成及向腹侧包卷和羊膜囊的扩大，胚体逐渐陷入羊膜腔，浸在羊水中。

（3）卵黄囊：由内胚层向腹侧生长形成的囊状结构，其外被覆胚外中胚层。随着头褶、侧褶和尾褶的形成，卵黄囊逐渐被羊膜包绕在脐带中。第4周时，卵黄囊顶端的内胚层向腹侧包卷，形成原始消化管；第5周时，卵黄囊萎缩形成与中肠相连的卵黄蒂；第6周时，卵黄蒂逐渐闭锁并进入脐带中。

（4）尿囊：第3周时，卵黄囊的尾端向体蒂内伸出一个盲管，称为尿囊。随后，尿囊壁的胚外中胚层形成一对尿囊动脉和一对尿囊静脉，逐渐演变为脐动脉和脐静脉。随着圆柱状胚体的形成，尿囊根部被收入胚体，参与膀胱的形成；尿囊远端演化为脐尿管并完全闭锁为脐中韧带。

（5）脐带：是连接于胚胎脐部和胎盘的圆柱状条索结构。由于羊膜囊随着胚体的卷折，将体蒂、卵黄囊、尿囊等结构包裹起来形成，表面覆盖羊膜。早期脐带有羊膜、卵黄囊、尿囊、脐动静脉和黏液性结缔组织；晚期脐带有羊膜、两条脐动脉和一条脐静脉、黏液性结缔组织。

2. 胎盘　由胎儿的丛密绒毛膜和母体的底蜕膜组成的圆盘状结构（图 21-28）。从胎盘的垂直切面可见胎盘由三层结构组成（图 21-29）：胎儿面为绒毛膜板，母体面为滋养层壳和底蜕膜，两者之间为绒毛和绒毛间隙，间隙中流动着母体血液。

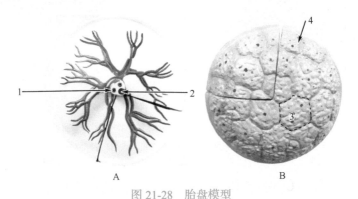

图 21-28　胎盘模型

A：1. 胎儿面脐动脉；2. 胎儿面脐静脉；B：3. 母体面胎盘小叶；4. 母体面胎盘隔

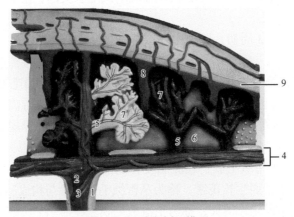

图 21-29　胎盘剖面模型

1. 脐带；2. 脐动脉；3. 脐静脉；4. 绒毛膜板；5. 绒毛干；6. 绒毛间腔；7. 游离绒毛；8. 胎盘隔；9. 底蜕膜

（1）胎儿面：较为光滑，表面为羊膜，羊膜下为绒毛膜板，绒毛膜板发出数十个绒毛干，每个绒毛干再分出多个分支。

（2）母体面粗糙，从底蜕膜发出的胎盘隔，将胎盘分为 15～30 个胎盘小叶，每个小叶含有 1～4 个绒毛干及其分支。

（3）子宫的螺旋动脉及子宫静脉开口于绒毛间隙，绒毛浸于母体血液中。胎儿血与母体血在胎盘内进行物质交换所通过的薄层结构，称为胎盘膜或胎盘屏障。其主要作用是进行物质交换、防御屏障和分泌绒毛膜促性腺激素、雌激素、泌乳素、孕激素等作用。

附录：中英文对照专业词汇

allantois　尿囊

amnion　羊膜囊

amniotic cavity　羊膜腔

amniotic fluid　羊水

amniotic membrane　羊膜

anterior neuropore　前神经孔

bilaminar germ disc　二胚层胚盘

blastocoele　胚泡腔

blastocyst　胚泡

blastocyst cavity　胚泡腔

blastomere　卵裂球

body stalk　体蒂

capacitation　获能

chorion　绒毛膜

chorion frondosum　丛密绒毛膜

chorion laeve　平滑绒毛膜

chorionic plate　绒毛膜板

cleavage　卵裂

cytotrophoblast　细胞滋养层

decidua　蜕膜

decidua basalis　底蜕膜

decidua capsularis　包蜕膜

decidua parietalis　壁蜕膜

ectoderm　外胚层

embryology　胚胎学

embryonic disk　胚盘

embryonic period　胚期

embryonic stem cell　胚胎干细胞

endoderm　内胚层

epiblast　上胚层

extraembryonic coelom　胚外体腔

extraembryonic mesoderm　胚外中胚层

extraembryonic somatopleuric mesoderm　胚外体壁
中胚层

extraembryonic splanchnopleuric mesoderm　胚外脏
壁中胚层

female pronucleus　雌原核

fertilized ovum　受精卵

fetal membrane　胎膜

foregut　前肠

free villus　游离绒毛

gamete　配子

germ cell　生殖细胞

head fold　头褶

head process　头突

hindgut　后肠

imbed　着床

implantation　植入

inner cell mass　内细胞群

intermediate mesoderm　间介中胚层

intervillous space　绒毛间隙

intraembryonic coelom　胚内体腔

intraembryonic mesoderm　胚内中胚层

lateral fold　侧褶

lateral mesoderm　侧中胚层

male pronucleus　雄原核

mesoderm　中胚层

midgut　中肠

morula　桑葚胚

neural crest　神经嵴

neural ectoderm　神经外胚层

neural fold　神经褶

neural groove　神经沟

neural plate　神经板

neural tube　神经管

notochord　脊索

ovum　卵子

paraxial mesoderm　轴旁中胚层

placenta　胎盘

placental barrier　胎盘屏障

placental membrane　胎盘膜

polar trophoblast　极端滋养层

posterior neuropore　后神经孔

primary villus　初级绒毛

primary yolk sac　初级卵黄囊

primitive groove　原沟

primitive gut　原始消化管

primitive knot　原结

primitive pit　原凹

primitive streak　原条

secondary villus　次级绒毛

secondary yolk sac　次级卵黄囊

somatic mesoderm　体壁中胚层

somite　体节

splanchnic mesoderm　脏壁中胚层

tail fold　尾褶

teratology　畸形学

tertiary villus　三级绒毛

trilaminar germ disc　三胚层胚盘

trophoblast　滋养层

umbilical coelom　脐腔

umbilical cord　脐带

urachus　脐尿管

vitelline duct　卵黄管

vitelline stalk　卵黄蒂

yolk sac　卵黄囊

zygote　合子

（姜文华）

第二十二章　颜面形成与消化、呼吸系统发生

一、实验目的

1. 理解咽和咽囊、消化系统和呼吸系统主要器官的发生。
2. 解释颜面、消化系统和呼吸系统发生中常见畸形的形成原因。
3. 理解常见畸形成与临床相关疾病的关系，培养临床思维。

二、实验内容

（一）颜面形成

1. 颜面的发生　从胚胎发育第4～5周开始，人的颜面开始发育。共形成了5个突起，它们分别是额鼻突（一个）、上颌突（左右各一）和下颌突（左右各一）。受精后第4周初，头的额部腹侧细胞增殖，形成了额鼻突，至第4周末，额鼻突的左右下缘的间充质细胞增殖，各形成一个圆盘状的突起，即鼻板。第5周，鼻板向原始口腔凹陷，形成鼻窝，每个鼻窝两侧的细胞增殖而形成隆起，它们分别是内侧鼻突和外侧鼻突。第5～6周，两侧的内侧鼻突、外侧鼻突分别逐渐向中线的方向生长，至第7周，两侧的内侧鼻突融合，形成上唇正中部和人中，两侧的外侧鼻突形成鼻侧壁和鼻翼。额鼻突向唇的方向生长，分别形成前额、鼻梁和鼻尖。左上颌突与右上颌突向中线方向生长，并分别与内侧鼻突、外侧鼻突融合。上颌突与内侧鼻突融合后，形成上唇；上颌突同外侧鼻突融合后形成鼻泪管和颊。左下颌突与右下颌突在中线融合后形成下唇（图22-1）。

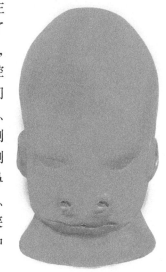

图 22-1　颜面发育模型

额鼻突、左上颌突、右上颌突、左下颌突和右下颌突，5个突起围成口凹（图22-1）。胚胎早期，口凹后壁被口咽膜把原始口腔和原始消化管分隔。后来，口咽膜破裂，口腔与咽相通。

2. 腭的发生　腭的发生从第5周开始，至第12周完成。在腭的发育过程中，先后形成一个正中腭突和两个外侧腭突，这些突起逐渐融合。

左右内侧鼻突愈合处（即人中处）的内侧面间充质增生，向原始口腔内形成一个短而小的突起，即正中腭突。

左右上颌突内侧的间充质增生，向原始口腔内各形成一个扁平的膜状突起，即外侧腭突。外侧腭突在发生和生长的过程中，舌也在发生，导致外侧腭突在舌两侧向下生长，随着舌的下降，外侧腭突就呈水平方向的相对生长，并最终在中线处愈合，将原始口腔与原始鼻腔分隔开。

3. 颜面发生先天性畸形

（1）唇裂：是最常见的先天性畸形，多发生于上唇。若上颌突与同侧的内侧鼻突未愈合，则导致唇裂形成。唇裂多位于人中外侧，可为单侧唇裂、双侧唇裂及上唇或下唇的正中唇裂，单侧唇裂较为常见。若内侧鼻突发育不良导致人中缺损，则可出现正中大唇裂，但较少见。

（2）腭裂：若两侧的外侧腭突未在正中线愈合或愈合不全，或是外侧腭突未与正中腭突愈合，则导致腭裂形成。腭裂有单侧前腭裂、双侧前腭裂、正中腭裂及全腭裂。腭裂常与唇裂相伴出现，其关键原因是形成腭的突起与形成上唇的突起相互关联、互为影响。

（3）面斜裂：该畸形较为少见。其位于眼内眦和口角之间。其成因是上颌突未与同侧的外侧鼻突愈合所致。面斜裂常伴有唇裂。

（二）消化系统的发生

1. 消化系统发生的过程

（1）原始消化管的发生：消化系统和呼吸系统均起源于内胚层。在胚胎发育的早期，随着头褶、侧褶和尾褶的形成和发展，卵黄囊的顶连同内胚层逐渐被收到胚体内，形成

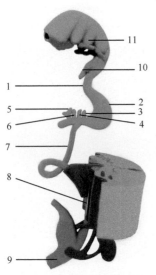

图 22-2　原始消化管的发生模型

1.食管；2.胃；3.背胰芽；4.腹胰芽；5.肝憩室头支；6.肝憩室尾支；7.中肠；8.后肠；9.泄殖腔；10.肺芽；11.鳃弓

头尾走向的管状结构，即原始消化管。早期，原始消化管的头端和尾端被口咽膜和泄殖腔膜所覆盖，形成一封闭的管道；随着发育，口咽膜和泄殖腔膜破裂，原始消化管与外界相通。原始消化管从头端到尾端，依次分为前肠、中肠和后肠三部分（图 22-2），其中，中肠与卵黄管相连通。随着胚胎的发育，前肠逐渐分化并形成咽、食管、胃和十二指肠的上段、肝、胆、胰和呼吸系统喉以下的部分。中肠分化为十二指肠中段到横结肠的右 2/3 部分的肠管；后肠分化为从横结肠的左 1/3 至肛管上段的肠管。

（2）咽和咽囊的演变及甲状腺的发生：前肠的头端发育呈扁平漏斗状膨大，为原始咽。其两侧壁向外膨出，形成 5 对咽囊，分别与其外侧的 5 对鳃沟相对，随着胚胎的发育，咽囊分别演化形成一些重要器官（图 22-3）。

第 1 对咽囊分化为咽鼓管和鼓室，第一对鳃膜分化为鼓膜；第一鳃沟形成外耳道。第 2 对咽囊演化为腭扁桃体上皮和隐窝。第 3 对咽囊腹侧份形成胸腺原基，背侧份的上皮增生，并随胸腺原基下移到甲状腺原基的背侧，分化为下甲状旁腺。第 4 对咽囊背侧分化为上甲状旁腺。第 5 对咽囊形成很小的细胞团，称为后鳃体，其分化为甲状腺内的滤泡旁细胞。

人体胚胎第 4 周初，在原始咽底壁正中，内胚层上皮细胞增生、下陷形成一盲管，称为甲状舌管，分化为甲状腺。

（3）食管和胃的发生：食管由原始咽尾侧的一段原始消化管分化而来。人体胚胎第 4 周时，食管很短（图 22-3）。随着颈和胸部器官的发育，食管也迅速发育而伸长，由于其内表面上皮增生迅速，一度使管腔狭窄或闭锁。随着胚胎的发育，过度增生的上皮细胞逐

渐退化、凋亡，管腔又重新出现，上皮周围的间充质分化为食管壁的结缔组织和肌组织。

人体胚胎第 4 周，在食管尾端的前肠出现一梭形膨大，即胃的原基。胃的背侧缘生长快，形成胃大弯；腹侧缘生长慢，形成胃小弯；胃大弯端膨大，并隆起，形成胃底。由于背系膜生长迅速并且向左生长，所以，胃大弯转向左侧，胃小弯转向右侧（图 22-4、图 22-5）。胃上皮周围的间充质发育为胃的结缔组织和平滑肌。

（4）肠的发生：人体胚胎第 4 周时，中肠形成一条与胚体长轴平行的直管。由于肠的增长速度比胚体快，致使肠管形成一凸向腹侧的"U"形弯曲，称为中肠袢（图 22-4），其顶端与卵黄管通连，以卵黄管为界，肠袢被分为头侧的头支和尾侧的尾支。

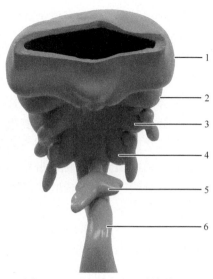

图 22-3 咽囊的发生和演变模型

1. 第一鳃弓；2. 第二鳃弓；3. 第三鳃弓；4. 第四鳃弓；5. 肺芽；6. 食管

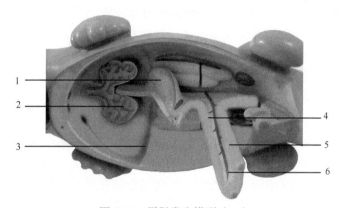

图 22-4 胃肠发生模型（一）

1. 胃；2. 肺；3. 膈肌；4. 中肠袢头支；5. 中肠袢尾支；6. 肠系膜上动脉

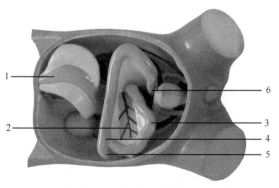

图 22-5 胃肠发生模型（二）

1. 胃；2. 肠系膜上动脉；3. 中肠袢头支；4. 中肠袢尾支；5. 盲肠突；6. 直肠

人体胚胎第 6 周，肠袢生长迅速，此时，肝和中肾也迅速增大，导致腹腔容积较小，使肠袢以肠系膜上动脉为轴，逆时针旋转 90°（腹面观）的方式进入脐腔，形成生理性脐疝。通过该旋转，肠袢由矢状面转向水平面，头支由头侧转向右侧，尾支由尾侧转至左侧，并且在近卵黄蒂处出现一囊状突起，称为盲肠突，为盲肠原基。胚胎第 10 周时，腹腔增大，肠袢以逆时针方向再旋转 180°，由脐腔退回腹腔（图 22-5），脐腔闭锁。肠袢退回腹腔时，头支在先，尾支在后，使头支转至左侧，演化为空肠和回肠的大部分；尾支转到右侧，演化为回肠的小部分和结肠。早期，盲肠突位于肝的下方，随后，逐渐下降至右髂窝，伴随着盲肠突的下降，结肠随之上升，升结肠、横结肠和降结肠就此形成。盲肠突的近端发育为盲肠，远端形成阑尾。肠道在腹腔内旋转的主要动力来自于小肠的生长和旋转，小肠的旋转方向为逆时针旋转。

人体胚胎第6周以后，卵黄管退化，与肠袢脱离，最终消失。

后肠末段为泄殖腔，泄殖腔腹侧的盲囊为尿囊，尿囊通过脐尿管同泄殖腔相通。脐尿管与后肠之间的间充质形成尿直肠隔，尿直肠隔向泄殖腔膜的方向生长，并同泄殖腔膜融合，将泄殖腔膜分为背侧的肛膜和腹侧的尿直肠膜。泄殖腔被分为背侧的直肠和腹侧的尿生殖窦。肛膜凹陷，形成肛凹，肛凹破裂，肛门形成。肛管上段和下段的分界线为齿状线，肛管上段的上皮来源于内胚层，为单层柱状上皮，肛管下段的上皮来自外胚层，为复层扁平上皮。肛管上皮周围的间充质分化为肛管的结缔组织和肌组织。

（5）肝和胆囊的发生：人体胚胎第4周初，前肠末端的内胚层增生，形成肝憩室，它是肝、胆囊和胆道的原基。肝憩室分支，形成头支和尾支（图22-2），头支呈树枝状分支，近端分化为肝管和小叶间胆管，远端分化为肝细胞索；尾支演变成胆囊和胆囊管。

（6）胰腺的发生：人体胚胎第4周末，前肠末端的背腹侧壁上，分别突出一个内胚层芽，称为背胰芽和腹胰芽（图22-2），是胰腺的原基，他们分别形成背胰和腹胰。由于胃和十二指肠位置的变化和肠壁的不均等生长，腹胰在背侧同背胰融合，形成胰腺。第3个月时，部分细胞游离进入间充质，分化为胰岛，第5个月开始分泌激素。

2. 消化系统发生的先天性畸形

（1）消化管狭窄或闭锁：主要发生于食管和十二指肠，在其发生过程中，上皮出现过度增生而使管腔一过性狭窄或闭锁，后续食管管腔恢复正常。如果管腔重建不良，即造成狭窄或闭锁。食管闭锁后可阻碍羊水的吞入，故导致羊膜腔的羊水过多。

（2）先天性脐疝：由于脐带内的脐腔未闭锁，致使肠袢突入其中。胎儿出生时，脐带剪断后，脐部仍有腔与腹腔相通。当腹压增高时肠管则在脐部膨出，甚至形成嵌顿疝。

（3）脐粪瘘：又称脐瘘。由于卵黄蒂未退化，使肠管与脐相通，胎儿出生后，回肠的粪便可以从脐溢出。

（4）Meckel憩室：又称回肠憩室，是距回盲部40～50cm处，回肠壁上的一个小囊状突。10%～50%的憩室游离端以纤维索连于脐，易发生肠扭转或肠梗阻。该种畸形是由于卵黄蒂退化不全引起的。

（5）异位盲肠和阑尾：由于盲肠和阑尾未能下降，则异位于肝下方称肝下阑尾或盲肠。若下降不全，则异位于腰部；若下降过度则异位于盆腔。

（6）肛门闭锁或不通肛：是由于肛膜未破，或肛凹未能与直肠末端相通引起。

（7）肠袢异常旋转：当肠袢从脐腔退回腹腔时，若未发生旋转或不全旋转及反向旋转，就可以形成各种消化管异位。

（三）呼吸系统的发生

1. 呼吸系统发生的过程　人体胚胎第4周初，原始咽底壁正中，向腹侧形成一个纵沟，为喉气管沟。喉气管沟逐渐愈合，形成盲囊，为喉气管憩室（图22-2～图22-4），是喉、气管、支气管和肺的原基。随后，喉气管憩室的末端形成左右两个肺芽，是主支气管和肺的原基。肺芽呈树枝状反复分支，至第 6 月末，分别形成细支气管、终末细支气管、呼吸性细支气管、肺泡管、肺泡囊。发育到第 7 月，肺泡数量增多，肺泡上皮分化形成Ⅰ型和Ⅱ型肺泡细胞，出生后直至幼儿期，肺泡数量仍在继续增多。

2. 呼吸系统发生的先天性畸形

（1）气管食管瘘：因气管食管隔发育不良，导致气管与食管之间分隔不完全，两者之间有瘘管相通连。

（2）透明膜病：因Ⅱ型肺泡细胞分化不良，不能或很少分泌表面活性物质，致使肺泡表面张力增大，导致肺泡萎缩、肺不张。显微镜下显示：肺泡萎缩，间质水肿及肺泡上皮表面覆有一层血浆蛋白膜，故称之透明膜病。胎儿出生后肺泡不能随呼吸运动而扩张，新生儿出现呼吸困难。此病常发生在未成熟的早产儿。

附录：中英文对照专业词汇

anal membrane　肛膜

anal pit　肛凹

branchial apparatus　鳃器

branchial arch　鳃弓

branchial groove　鳃沟

branchial membrane　鳃膜

cecal bud　盲肠突

cleft lip　唇裂

cleft palate　腭裂

cloaca　泄殖腔

cloacal membrane　泄殖腔膜

congenital megacolon　先天性巨结肠

congenital umbilical hernia　先天性脐疝

foregut　前肠

frontonasal process　额鼻突

hindgut　后肠

hyaline membrane disease　透明膜病

imperforate anus　肛门闭锁

laryngotracheal diverticulum　喉气管憩室

laryngotracheal groove　喉气管沟

lateral nasal prominence　外侧鼻突

lateral palatine process　外侧腭突

mandibular process　下颌突

maxillary process　上颌突

Meckel diverticulum　麦克尔憩室

median nasal prominence　内侧鼻突

median palatine process　正中腭突

midgut　中肠

midgut loop　中肠袢

nasal pit　鼻窝

nasal placode　鼻板

oblique facial cleft　面斜裂

pharyngeal pouch　咽囊

primitive gut　原始消化管

stomodeum　口凹

tracheoesophageal fistula　气管食管瘘

tracheoesophageal septum　气管食管隔

umbilical fistula　脐粪瘘

urogenital membrane　尿生殖膜

urogenital sinus　尿生殖窦

urorectal septum　尿直肠隔

yolk stalk　卵黄蒂

（郝利铭）

第二十三章 泌尿系统和生殖系统的发生

一、实验目的

1. 理解前肾、中肾和后肾的发生过程。
2. 理解生殖腺的发生和生殖管道的演变。
3. 解释多囊肾、马蹄肾、异位肾、肾缺如、脐尿瘘、隐睾、腹股沟疝和双子宫等先天性畸形的成因。
4. 理解泌尿系统和生殖系统发生过程中出现的常见畸形成因与临床相关疾病的关系，培养临床思维。

二、实验内容

泌尿系统和生殖系统的主要器官均由间介中胚层衍生而来。人体胚胎第4周初，将来形成颈部区域的左右间介中胚层呈节段状，称为生肾节。从生肾节到尾侧的左右间介中胚层形成两条纵行的间充质条索，称为生肾索。第4周末，生肾索继续增生，并向体腔突出，在胚体的背侧形成左右对称的纵行隆起，称为尿生殖嵴。随后，尿生殖嵴的中央出现一纵沟，将尿生殖嵴分为内侧的生殖腺嵴和外侧的中肾嵴。

（一）泌尿系统的发生

1. 肾和输尿管的发生 人胚肾的发生分为三个阶段，即前肾、中肾和后肾。

（1）前肾：第4周初，第7~14体节外侧的生肾节形成数条横行细胞索，之后，细胞索的中央出现管腔，称为前肾小管，其外侧端均向尾侧延伸，并互相连通为一条纵行的管道，称为前肾管。前肾管和前肾小管构成前肾。

（2）中肾：第4周末，前肾开始退化，中肾开始形成。第14~28体节外侧的生肾索细胞相继形成许多横向走行的小管，称为中肾小管，随后，逐渐形成肾小囊，背主动脉分支形成血管球，血管球进入肾小囊，与肾小囊一起形成肾小体。中肾小管外侧端与前肾管相连通，前肾管改称为中肾管；中肾管的内侧端与集合管相连通。中肾管及中肾小管共同形成中肾。此时的中肾具有一定的泌尿功能。

（3）后肾和输尿管的发生：后肾，又称永久肾。第5周初，中肾管末端近泄殖腔处，向背外侧长出一盲管，称为输尿管芽。输尿管芽进入中肾嵴尾端的间充质内，该处间充质形成生后肾组织，其是后肾的原基（图23-1）。生

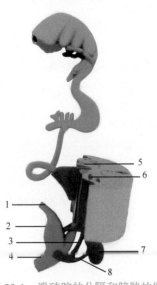

图23-1 泄殖腔的分隔和膀胱的发育模型

1. 脐尿管；2. 膀胱；3. 中肾管；4. 泄殖腔；5. 生殖腺嵴；6. 中肾嵴；7. 后肾；8. 输尿管

后肾组织诱导输尿管芽末端，使其细胞增殖、并形成长管，即输尿管。输尿管芽的末端膨大并分支，每个分支末端再不断分支，逐渐形成了肾盂、肾大盏、肾小盏、乳头管和集合管。集合管的末端形成"T"形分支，其末端为盲端，并诱导生后肾组织的间充质细胞聚集、分化，并形成管状结构。该管状结构演变为"S"形小管，小管近端与集合管的盲端相连通，小管远端膨大、并凹陷，形成肾小囊；而后，背主动脉分支形成的毛细血管球伸入肾小囊中形成血管球，肾小囊与血管球共同组成肾小体。

2. 膀胱和尿道的发生　第4～7周时，泄殖腔被尿直肠隔分隔为背侧的直肠与腹侧的尿生殖窦。尿生殖窦又分为上、中、下三段：

（1）上段：发育为膀胱；其顶端与脐尿管相连。

（2）中段：女性形成尿道；男性形成尿道的前列腺部和膜部。

（3）下段：女性成为阴道前庭；男性则形成尿道海绵体部。

3. 先天性畸形

（1）多囊肾：由于集合管盲端和远端小管未接通，或者是集合管发育异常，管腔阻塞，使肾小管膨大，导致肾内出现大小不等的囊泡，称为多囊肾。囊泡挤压周围正常组织，使肾功能出现障碍。

（2）异位肾：肾上升过程受阻，导致肾未达到正常位置，称为异位肾。异位肾多是位于骨盆腔内，也有位于腹腔低位处。

（3）马蹄肾：由于肾上升时被肠系膜下动脉根部所阻，两肾下端融合呈马蹄形，称为马蹄肾。

（4）肾缺如：又称肾不发生，其原因有：①输尿管芽未形成，②输尿管芽未能诱导生后肾组织分化为后肾。

（5）双输尿管：由于输尿管芽过早分支或同侧形成两个输尿管芽所致。

（6）脐尿瘘：出生时，由于脐尿管未闭锁，导致脐带被剪断后，尿液从脐部溢出，此先天畸形为脐尿瘘。

（7）膀胱外翻：主要是由于表面外胚层与尿生殖窦之间没有间充质长入，导致下腹正中部与膀胱前壁的结缔组织及肌组织缺如，致使表皮和膀胱前壁破裂，膀胱黏膜外翻。

（二）生殖系统的发生

虽然人胚的性别在受精时就已确定，但是胚胎早期的男女生殖腺、生殖管道和外生殖器的形态相似，各处于性未分化期，无法辨认。直至胚胎发育第7周，性分化期时，它们才陆续开始分化。第7周，睾丸或卵巢才能被辨认，第12周，生殖管道及外生殖器开始分化。

1. 生殖腺的发生

（1）未分化性腺的发生：生殖腺源于生殖腺嵴（图23-2）。第5周，生殖腺嵴表面上皮增殖并伸入其下方的间充质，形成许多不规则的上皮细胞索，称为初级性索。

人体胚胎第3～4周，在靠近尿囊根部的卵黄囊内胚层内，分化出较大、圆形的细胞，称为原始生殖细胞。第6周时，原始生殖细胞沿着后肠的背系膜向生殖腺嵴迁移，逐渐迁入初级性索内。

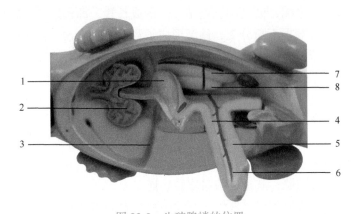

图 23-2　生殖腺嵴的位置

1. 胃；2. 肺；3. 膈肌；4. 中肠袢头支；5. 中肠袢尾支；6. 肠系膜上动脉；7. 中肾嵴；8. 生殖腺嵴

（2）睾丸的发生：如果原始生殖细胞内有 Y 染色体，性腺就向睾丸分化，则初级性索增殖，继续向生殖腺嵴的深部生长，发育为睾丸索；睾丸索逐渐分化为长袢状的生精小管。至青春期，生精小管出现管腔，管壁由精原细胞（由原始生殖细胞分化而来）和支持细胞（由初级性索细胞分化而来）组成。第 8 周时，表面上皮下方的间充质分化成为一层较厚的致密结缔组织白膜。间充质分化为睾丸的间质和间质细胞。

（3）卵巢的发生：若无 Y 染色体，生殖腺则向卵巢分化。胚胎第 10 周，初级性索退化、消失，性腺的表面上皮又增殖，并形成新的细胞索，称次级性索或皮质索。约在人胚第 16 周时，皮质索分离成许多孤立的细胞团，并形成原始卵泡。每个原始卵泡的周围是一层由皮质索细胞分化而来的小而扁平的卵泡细胞，中央是由原始生殖细胞分化而来的卵原细胞。出生时，卵巢内的原始卵泡中的卵原细胞均分化为初级卵母细胞，并处于第一次成熟分裂的分裂前期。卵泡之间的间充质细胞分化为卵巢间质。表面上皮下方的间充质形成薄层的白膜。

（4）睾丸和卵巢的下降：生殖腺最初位于后腹壁，后逐渐突向腹腔，以睾丸系膜或卵巢系膜悬在体腔腰部。随着胚体逐渐长大，引带（是生殖腺尾端与会阴之间的结缔组织条索）相对缩短，生殖腺下降。第 3 个月时，卵巢停留在盆腔，睾丸则继续下降，于胚胎第 7～8 个月时抵达阴囊。

2. 生殖管道的发生

（1）未分化时期的生殖管道：人体胚胎第 6 周，中肾外侧的体腔上皮凹陷，形成纵沟，沟缘相对生长并愈合，形成中肾旁管。该管的头端呈漏斗形开口于体腔；上段位于中肾管的外侧，两管相互平行；中段越过中肾管的腹面弯向内侧；下段两侧的中肾旁管在正中合并，其尾端为盲端，凸入尿生殖窦的背侧壁，在窦腔内形成一小隆起，称为窦结节。中肾管在窦结节的两侧通入窦结节。

（2）男性生殖管道的发生和分化：如果生殖腺分化为睾丸，则中肾管发育，中肾旁管退化。中肾小管分化为附睾的输出小管，中肾管则分化为附睾管、输精管和射精管。

（3）女性生殖管道的发生和分化：如果生殖腺分化为卵巢，则中肾旁管发育，中肾管退化。中肾旁管上段和中段演变成输卵管，下段在中线合并形成子宫。窦结节增生形成阴道板，其中央的细胞凋亡形成阴道。残留的中肾管与中肾小管形成卵巢冠及卵巢旁体等结构。

（三）先天性畸形

1.隐睾 新生儿出生时，睾丸未完全降入到阴囊，称为隐睾。未降的睾丸多停留在腹腔内或腹股沟管等处。

2.先天性腹股沟疝 新生儿出生时，若腹膜腔与鞘膜腔之间的通道没有闭合或闭合不全，当腹压增大时，部分小肠可突入鞘膜腔内，形成先天性腹股沟疝。

3.子宫畸形 多由左右中肾旁管的下段合并欠缺所致。由于欠缺的程度不同，常形成以下畸形：①双子宫：左右中肾旁管的下段完全未合并，左右中肾旁管各形成一个子宫，故称双子宫；②双角子宫：若仅上部的中肾旁管未合并，子宫上端呈分叉状，状如双角，故称双角子宫；③中隔子宫：由于两中肾旁管的下段合并时，合并的管壁未消失而形成子宫中隔。

4.阴道闭锁 是因窦结节未形成阴道板，或阴道板未能形成管腔所致。

5.两性畸形 外生殖器的形态介于男女性之间，很难以外生殖器的形态来确定个体的性别。按生殖腺的不同，两性畸形可分为两大类：

（1）真两性畸形：患者的外生殖器及第二性征介于男女之间。患者体内同时具有卵巢和睾丸，性染色体属嵌合型，即具有 46，XX 和 46，XY 两种染色体组型。

（2）假两性畸形：外生殖器形态介于男女之间，但生殖腺只有一种，分为男性假两性畸形和女性假两性畸形。

附录：中英文对照专业词汇

bicornuate uterus 双角子宫
congenital inguinal hernia 先天性腹股沟疝
cryptorchidism 隐睾
double ureter 双输尿管
double uterus 双子宫
ectopic kidney 异位肾
genital ridge 生殖腺嵴
gubernaculum 引带
horseshoe kidney 马蹄肾
hypospadias 尿道下裂
mesonephric duct 中肾管
mesonephric ridge 中肾嵴
mesonephric tubule 中肾小管
mesonephros 中肾
metanephrogenic blastema 生后肾原基
metanephros 后肾
nephrogenic cord 生肾索
nephrotome 生肾节

paramesonephric duct 中肾旁管
polycystic kidney 多囊肾
primary sex cord 初级性索
primordial germ cell 原始生殖细胞
pronephric duct 前肾管
pronephric tubule 前肾小管
pronephros 前肾
renal agenesis 肾缺如
secondary sex cord 次级性索
sinus tubercle 窦结节
testis cord 睾丸索
urachal fistula 脐尿瘘
ureteric bud 输尿管芽
urogenital ridge 尿生殖嵴
vagina atresia 阴道闭锁

（郝利铭）

第二十四章 心血管系统的发生

一、实验目的

1. 理解心脏内部的分隔和心脏外形的形成过程。
2. 解释房间隔缺损、室间隔缺损、法洛四联症及动脉导管未闭的成因。
3. 理解心脏发生过程中出现的常见畸形成因与临床相关疾病的关系，培养临床思维。

二、实验内容

心血管系统是由中胚层间充质分化形成，是胚胎发生中功能活动最早的系统，约在胚胎第3周初开始发生，第3周末开始血液循环，使胚胎获得充分的营养并排除代谢废物。早期形成的原始心血管系统是左右对称的，在此基础上经过生长、合并、新生和萎缩等改建过程而逐渐完善。

（一）原始心血管系统的发生

1. **胚外毛细血管网的建立** 在胚胎第15～16天，位于卵黄囊壁、体蒂、绒毛膜胚外中胚层的间充质细胞密集排列形成细胞团并分化形成血岛。随后，其周围的细胞变扁平，分化为内皮细胞，内皮细胞不断分裂，并围成管道，形成原始血管；血岛中央的细胞分化为原始血细胞或称造血干细胞。接着，原始血管不断向外出芽延伸，与相邻血岛形成的血管互相通连，逐渐形成丛状分布的胚外中胚层毛细血管网。

2. **胚内毛细血管网的建立** 在胚胎第18～20天，胚体内部各处的间充质中出现裂隙，裂隙周围的间充质细胞变扁，分化为内皮细胞，以胚外毛细血管网形成的方式逐渐形成胚内的毛细血管网。

3. **原始心血管系统的建立** 第3周末，胚外与胚内的毛细血管网相连通，逐渐形成左右对称的原始心血管系统，主要由心管、动脉和静脉组成，形成卵黄循环、脐循环和胚体循环。

（二）心脏的发生

心脏发生于口咽膜头端中胚层形成的生心区，此区头侧的中胚层形成原始横膈。

1. **原始心脏的发生** 人体胚胎第18～19天时，生心区内出现腔隙，称为围心腔。围心腔腹侧的部分细胞聚集形成生心板，也称生心索。随后，生心板中空，形成左右对称的两条纵管，称为心管。当胚体发生侧褶时，演变为1条心管，围心腔融合成一个原始心包腔。心管周围的间充质形成心肌外套层，逐渐分化为心肌膜及心外膜；心管内皮和心肌外套层之间的间充质，称为心胶质，分化形成心内膜。

2. **心脏外形的演变** 由于心管各段生长速度不同，从头端向尾端依次出现心球、心室、心房三个膨大（图24-1）。随之，在心球头端形成细长的动脉干，与弓动脉相连；在心房尾端形成一个膨大，称为静脉窦，随后窦末端分为左、右两角，与静脉相连。

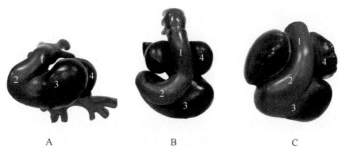

图 24-1 心脏外形演变（腹面观）

1. 动脉干；2. 心球；3. 心室；4. 心房

由于心管两端固定于心包，而心球和心室的生长速度较心包腔扩展得更快，导致心球和心室形成 "U" 形弯曲，凸向右、腹侧和尾侧，称为球室袢。随之，心房及静脉窦逐渐离开原始横膈，向心室头、背、偏左弯曲，心脏呈 "S" 形。接着，由于受到腹侧心球及背侧食管的限制，心房向左、右方向扩展，形成左右心房。心球的近侧端并入心室，形成原始右心室；原来的心室演变为原始左心室，左心室、右心室之间的表面出一条浅沟，称为室间沟。此时，心脏已初具成体心脏的外形，但其内部没有分隔。

（三）心脏内部的分隔

随着心脏外形的演变，心脏内部同时进行分隔，始于胚胎第 5 周，约在第 7 周完成。

1. 房室管的分隔 胚胎第 4 周时，房室管背侧壁和腹侧壁的心内膜下组织增生，各自形成隆起，称为背侧心内膜垫、腹侧心内膜垫。两个心内膜垫彼此对向生长，在第 5 周末互相融合，将房室管分隔成左房室孔、右房室孔（图 24-2A）。房室孔周围的间充质增生，向腔内隆起，称左房室瓣、右房室瓣，右侧是三尖瓣，左侧是二尖瓣。

2. 原始心房的分隔 第 4 周末，在原始心房顶部背侧壁的中央形成一个薄的半月形矢状隔，称第一房间隔（图 24-2A）。此隔沿心房背侧及腹侧壁渐向心内膜垫方向生长，在其游离缘和心内膜垫之间暂留的空隙，称为第一房间孔，此孔逐渐变小，随后封闭。第一房间孔闭合前，第一房间隔上部的中央变薄且穿孔，若干小孔渐融合成一个大孔，称为第二房间孔。此时，原始心房被分割成两部分，两者之间相连通。

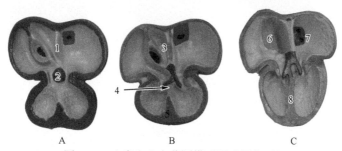

图 24-2 心房和心室分隔模型图（冠状面）

A：1. 第一房间隔（蓝色）；2. 心内膜垫（红色）；B：3. 第二房间隔（黄色）；4. 室间孔；5. 肌性室间隔；C：6. 右心房；7. 左心房；8. 室间隔

第 5 周末，在第一房间隔的右侧，在心房顶端腹侧壁再形成一个新月形或弓形的隔，称为第二房间隔（图 24-2B）。此隔较厚，同样也渐向心内膜垫方向生长，下方留下一个卵圆孔。卵圆孔的左侧被第一房间隔遮盖，相当于卵圆孔的瓣膜，称为卵圆孔瓣。第一房间隔和第二房间隔的形成将心房分割成左心房、右心房（图 24-2C）。

3. 原始心室的分隔 第 4 周末，心室底壁的心尖出现一个半月形肌性隔膜，称为肌性室间隔。此隔膜渐向心内膜垫方向生长，与心内膜垫之间留有一孔，称为室间孔。随后，心球内部形成一对心球嵴并向下生长，与心内膜垫及肌性室间隔游离缘组织共同封闭室间孔，形成膜性室间隔。将左心室、右心室完全分隔（图 24-2C）。

4. 动脉干与心球的分隔 第 5 周时，动脉干和心球的内膜组织局部增生，形成一对上下连续相互对生的螺旋状纵嵴，分别称为动脉干嵴和心球嵴。嵴在中线相互融合，形成螺旋状走行的主动脉肺动脉隔（图 24-3），将动脉干和心球分隔成肺动脉干和升主动脉，彼此相互缠绕。随着胚体逐渐发育，肺动脉与右心室相通，主动脉与左心室相通。

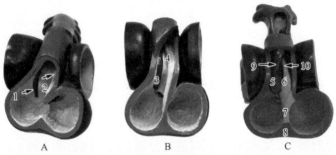

图 24-3 心球与动脉干的分隔模型

A：1. 右球嵴（墨绿色）；2. 左球嵴（天蓝色）；B：3. 右球嵴；4. 左球嵴；C：5. 右球嵴；6. 左球嵴；7. 膜性室间隔；8. 肌性室间隔；9. 右动脉干嵴；10. 左动脉干嵴

5. 静脉窦及其相连静脉的演变 静脉窦最初开口于心房的中央，其左、右角大小对称，分别与同侧的总主静脉、卵黄静脉和脐静脉相连（图 24-4）。随后，由于大量血液流入右角，导致右角逐渐变大。至第 7~8 周时，静脉窦右角并入右心房，称为右心房平滑部，原始右心房演变为右心耳；静脉窦左角萎缩变小，其远端演变为左房斜静脉的根部，近端演变为冠状窦。

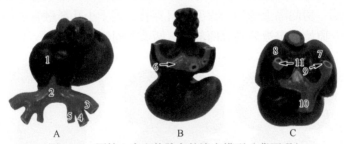

图 24-4 原始心房和静脉窦的演变模型（背面观）

A：1. 原始心房；2. 静脉窦；3. 总主静脉；4. 脐静脉；5. 卵黄静脉；B：6. 冠状窦；C：7. 右心房；8. 左心房；9. 上腔静脉；10. 下腔静脉；11. 左房斜静脉

（四）胎儿血液循环及出生后的变化

1. 胎儿血液循环 来自胎盘的血液经脐静脉到达肝，大部分流经静脉导管直接注入下腔静脉，小部分经肝血窦后入下腔静脉。而且，下腔静脉还收集下肢、盆腔和腹腔器官的静脉血。由下腔静脉进入右心房的血液，除少量与来自上腔静脉的血液混合外，大部分通过卵圆孔进入左心房，与从肺静脉来的少量血液混合后进入左心室。

左心室的血液大部分经主动脉弓的三大分支分布到头、颈和上肢，小部分血液流入降主动脉。从头、颈和上肢回流的静脉血经上腔静脉进入右心房，与下腔静脉来的小部分血液混合经右心房进入肺动脉。由于胎儿肺无呼吸功能，仅很小一部分肺动脉血进入发育中的肺，大部分血液经动脉导管注入降主动脉。降主动脉沿途发出分支，少部分血液流经下肢、盆腔和腹腔器官，大部分血液经脐动脉运送至胎盘，与母体血液进行气体和物质交换后，再由脐静脉运送至胎儿体内。

2. 胎儿出生后的血液循环变化　胎儿出生后胎盘循环中断，肺开始呼吸，血液循环遂发生一系列改变。脐静脉（腹腔内部分）闭锁，形成肝圆韧带；脐动脉大部分闭锁，形成脐外侧韧带，远侧段保留，形成膀胱上动脉；静脉导管闭锁，形成静脉韧带；卵圆孔关闭；动脉导管闭锁，形成动脉韧带。

（五）心血管系统的常见畸形

1. 房间隔缺损　最常见部位是卵圆孔未闭，可由以下原因导致：①卵圆孔瓣出现穿孔；②卵圆孔瓣太小，不能完全遮盖卵圆孔；③卵圆孔过大；④卵圆孔过大伴卵圆孔瓣太小（图 24-5A）。此外，心内膜垫发育不全，也可造成房间隔缺损。

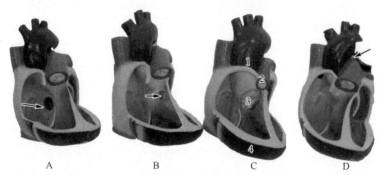

图 24-5　心血管系统发生的常见先天性畸形模型
A. 房间隔缺损；B. 室间隔缺损；C. 法洛四联症（1. 主动脉骑跨；2. 肺动脉狭窄；3. 室间隔缺损；4. 右心室肥大）；D. 动脉导管未闭

2. 室间隔缺损　最常发生于室间隔膜部，多因心内膜垫组织扩展时不能与球嵴和室间隔肌部融合所致（图 24-5B）。肌性室间隔缺损较少见，是由于肌性室间隔形成时，心肌膜组织过度吸收导致。

3. 动脉干与心球分隔异常

（1）主动脉和肺动脉错位：动脉干和心球分隔时，由于主动脉肺动脉隔不是按螺旋方向生长，而是形成直板状的主动脉肺动脉隔，导致肺动脉与左心室相连，主动脉与右心室相连。

（2）主动脉狭窄或肺动脉狭窄：由于动脉干与心球不均等分隔，造成一侧动脉粗大，而另一侧动脉狭小，即肺动脉或主动脉狭窄。

（3）法洛四联症：由于主动脉肺动脉隔偏向肺动脉侧，致使肺动脉狭窄、主动脉粗大和室间隔膜部缺损，粗大的主动脉向右侧偏移而骑跨在室间隔缺损处。肺动脉狭窄使右心室排血受阻，造成右心室代偿性肥大。因此，法洛四联症包括 4 个缺陷：①肺动脉狭窄（或右心室出口处狭窄）；②室间隔膜部缺损；③主动脉骑跨；④右心室肥大（图 24-5C）。

（4）动脉干永存：由于主动脉肺动脉隔严重缺损或未发生，导致动脉干未能分割为肺动脉干和主动脉。动脉干跨越在左右心室之上，左右肺动脉直接从动脉干两侧发出。

4. 动脉导管未闭 可能是由于出生后动脉导管的平滑肌未能收缩，导致肺动脉和主动脉相通（图 24-5D）。

三、心血管系统发生小结

心血管系统约在胚胎第 3 周初发生，第 3 周末开始血液循环。心脏发生于口咽膜头端的生心区。第 18～19 天时，围心腔腹侧形成生心板，演变为 1 对心管，逐渐合成为 1 条心管。心管内皮周围的间充质逐渐分化为心内膜的内皮下层、心肌膜及心外膜。由于心管各段生长速度不同，心球和心室形成"U"形弯曲，称为球室袢。心房和静脉窦逐渐离开原始横膈，向左、背、头侧弯曲，此时的心脏外形呈"S"形。随后，心房形成左心房和右心房；心球尾段演变为原始右心室；原来的心室成为原始左心室；左心室、右心室之间的表面出现室间沟。同时，心脏内部进行分隔。第 4 周末，由背侧心内膜垫和腹侧心内膜垫，彼此对向生长、融合，将房室管分隔成左房室孔、右房室孔。由第一房间隔和第二房间隔将心房分割成左、右心房。由室间隔将左心室、右心室完全分隔。第 5 周时，由主动脉肺动脉隔，将动脉干和心球分隔成肺动脉干和升主动脉，肺动脉与右心室相通，主动脉与左心室相通。

胎儿出生，脐静脉闭锁、脐动脉大部分闭锁、动脉导管与静脉导管闭锁、卵圆孔关闭。在循环系统发生中，如果卵圆孔未闭，则导致房间隔缺损。如果由于心内膜垫组织扩展时不能与球嵴和肌部融合，则形成室间隔膜部缺损，导致室间隔缺损。在动脉干与心球分隔时，如果主动脉肺动脉隔不按螺旋方向生长，则形成直板状的主动脉肺动脉隔，导致主动脉和肺动脉错位；如果动脉干与心球不均等分隔，则造成一侧动脉粗大，而另一侧动脉狭小，导致主动脉或肺动脉狭窄；如果主动脉肺动脉隔偏向肺动脉侧，致使肺动脉狭窄、主动脉粗大和室间隔膜部缺损，粗大的主动脉向右侧偏移而骑跨在室间隔缺损处。肺动脉狭窄使右心室排血受阻，造成右心室代偿性肥大，导致法洛四联症。因此，法洛四联症包括 4 个缺陷：肺动脉狭窄（或右心室出口处狭窄）、室间隔膜部缺损、主动脉骑跨、右心室肥大；如果出生后动脉导管的平滑肌未能收缩，致使肺动脉和主动脉相通，则导致动脉导管未闭。

附录：中英文对照专业词汇

aortico-pulmonary septum 主动脉肺动脉隔
atrial septal defect 房间隔缺损
atrioventricular canal 房室管
atrium 心房
blood island 血岛
cardiogenic cord 生心索
dorsal mesocardium 心背系膜
endocardial cushion 心内膜垫
foramen ovale 卵圆孔
interventricular foramen 室间孔
membranous ventricular septum 膜性室间隔

muscular ventricular septum 肌性室间隔
myocardial mantle 心肌外套层
patent ductus arteriosus 动脉导管未闭
patent oval foramen 卵圆孔未闭
pericardial cavity 围心腔
tetralogy of Fallot 法洛四联症
ventricle 心室
ventricular septal defect 室间隔缺损

（姜文华）

第二篇　综合性实验

第二十五章　石蜡切片、HE 染色标本制备

扫码看视频

一、实验目的

石蜡切片、HE 染色是医学研究和临床实践中最基本的组织学技术，是医学生科学研究必备的基本技能。通过制备石蜡切片和 HE 染色，掌握制备组织切片标本和染色的基本方法和操作。

二、实验原理

石蜡切片标本制作是以石蜡代替组织内的水分，组织被包埋在石蜡块中，使其具有与石蜡相同的硬度，以便于切片。对于各种器官的一般组织学观察，最常用的染色方法是苏木精 - 伊红染色（hematoxylin-eosin staining），简称 HE 染色。其基本原理是：苏木精为碱性染料，它主要使细胞核内染色质与细胞质内的核糖体染成紫蓝色。伊红是酸性染料，主要使细胞质和细胞外基质中的成分染成粉红色。易被碱性或酸性染料着色的性质分别称为嗜碱性和嗜酸性。

三、仪器、器材与试剂

1. 仪器　石蜡切片机、石蜡捞片机、石蜡摊牌片机、熔蜡箱、烤箱、恒温箱、酸度计、普通光学显微镜等。

2. 器材　切片刀、染色缸、融蜡杯、载玻片、盖玻片、天平、解剖器械等。

3. 试剂　乙醚、10% 福尔马林溶液、乙醇、二甲苯、石蜡、苏木精、伊红、中性树胶、蛋白甘油等。

半氧化苏木精染液配制（Gill 苏木精染色法）：

苏木精	2g
硫酸铝钾	17.6g
乙二醇	250mL
碘酸钠	0.2g
蒸馏水	750mL
冰醋酸	20mL

将苏木精和乙二醇放入 2000mL 的三角烧瓶中，苏木精充分溶解后加入硫酸铝钾和碘酸钠，然后加入蒸馏水，加热至 60℃，边加热边搅拌。待硫酸铝钾和碘酸钠充分溶解，停止加热。自然冷却后加入冰醋酸。

0.5% 伊红染液：0.5g 伊红溶于 100mL 蒸馏水，充分溶解。

四、实验步骤

用于组织化学、免疫组织化学的石蜡切片标本制备与常规 HE 染色的制片过程基本相同，下面以 HE 染色的石蜡切片为例叙述其步骤。

1. 取材　将乙醚棉球与小鼠同时密封于玻璃容器内，待小鼠完全麻醉后取出，颈椎脱臼处死，迅速解剖小鼠，取下所需组织，投入预先准备好的固定液中。取材时，需先熟悉动物脏器的解剖关系，取材部位要准确，直接选取病变部位或所需部位，且动作要快而轻，时间过长或机械损伤组织，均会影响组织切片的染色效果及改变组织细胞的正常形态。放入固定液前，一般可用生理盐水洗去多余的血液或肠管中的内容物等。

2. 固定　取出的组织块一般用 10% 福尔马林溶液预固定 24～48h。固定方式因实验目的不同而异，如在某些实验中需灌流固定。固定效果的好坏直接影响组织的染色情况，因此，要注意固定的时间、温度等条件。固定时间的长短可因组织大小和结构性状不同而改变。

3. 固定后修块　取材导致组织边缘的损伤或不平整，故在固定过程中需进一步修整组织块，即修块。根据实验需求修整，通常修整为 0.2cm×1cm×1cm 大小。修整后重新放入固定液中继续固定 24h。

4. 包埋　固定好的组织最终要入石蜡包埋，而石蜡与水不相溶，故需脱去组织中的水分。常用梯度乙醇溶液作为脱水剂。脱去水分后组织中的乙醇仍与石蜡不相溶，故还需使用透明剂二甲苯置换乙醇。

（1）脱水：用梯度乙醇脱水，脱水时间的长短与组织块大小、结构有关。一般过程为：70%、80% 乙醇可以长期保存组织；90% 乙醇脱水 4h，95% 乙醇脱水 4h，100% 乙醇脱水 Ⅰ 4h，100% 乙醇脱水 Ⅱ 4h。

（2）透明：常用二甲苯置换组织中的乙醇，其时间长短与组织大小、结构有关。一般过程：二甲苯Ⅰ浸泡 10min，二甲苯Ⅱ浸泡 10min（根据组织种类、组织块的大小，操作者可灵活掌握此步骤的时间）。脱水和透明一定要充分，如不充分，不利于浸蜡，易使石蜡与组织之间形成夹层，给切片造成困难。脱水和透明的时间也不能过长，过长会使组织变脆，引起切片时的脆裂。

（3）浸蜡：经透明的组织要入熔化的石蜡中浸透，一般需经 3 次，浸蜡前，准备好熔蜡杯，放入熔蜡箱，熔蜡待用。一般准备 3 杯。组织块放入第一杯熔蜡 20～30min；置第二、第三杯熔蜡中各 20～30min（根据组织块大小）；然后包埋蜡中。较理想的浸蜡温度是 60～65℃。

（4）包埋：包埋时先把熔蜡倒入包埋器中，在蜡还未冷却凝固时，迅速置入浸透石蜡的组织块。置入前要分清组织的各个面，将所需切面朝下。包埋有腔的组织时，需平放或立放，以获得所需断面。需根据组织块大小和厚度选择合适的包埋模具，一般组织周围留有约 2mm 石蜡边，以便于连续切片。

5. 切片　修好的蜡块装在切片机上，即可进行连续切片。切片刀对组织的倾角以 10° 为宜。一般组织切片的厚度在 5～7μm，可根据染色需要切成不同厚度，一般不超过 20μm。将蜡带光泽面向下铺于 40～45℃温水上，待蜡片伸展平整后，即可用长镊轻轻分离每一蜡片，再将涂抹蛋白甘油的载玻片伸入水中，从蜡片下面捞起，用细针调整蜡片在载玻片上的位置。

6.烤片　目的是将带有蜡的组织切片牢固地粘贴在载玻片上，使在染色过程中切片不会脱落。切片在60～65℃的烤箱中至少放置2h才能达到此目的，用于HE染色的切片可在60～65℃烤箱中过夜。

7. HE染色

（1）脱蜡：为适于水溶性染色剂染色，必须去掉组织中的石蜡。用二甲苯脱蜡过程：二甲苯Ⅰ浸泡10min；二甲苯Ⅱ浸泡10min。

（2）下行梯度乙醇水化：因为二甲苯与水不相溶，而乙醇分别与水及二甲苯相溶，故使用下行梯度乙醇使组织水化。乙醇水化过程：100%乙醇Ⅰ浸泡10min；100%乙醇Ⅱ浸泡10min；95%乙醇浸泡5min；90%乙醇浸泡5min；80%乙醇浸泡5min；70%乙醇浸泡5min。

（3）水洗：把组织切片放入自来水中浸泡5min，使组织充分水化，并可洗去多余的乙醇。

（4）苏木精染色：苏木精是水溶性染料，水化后的组织切片直接放入苏木精染液中3～5min，以使细胞核着色。

（5）水洗：组织切片直接放入自来水中洗去多余的苏木精染液，在放入1%盐酸酒精中分化数秒；自来水洗后再经氨水反蓝；显微镜下观察，直至细胞核呈蓝色，背景呈白色或略呈灰色；自来水充分水洗。

（6）伊红染色：组织切片直接放入伊红染液中10min左右，使细胞质着色。然后先用自来水洗去多余的染液。

（7）上行梯度乙醇脱水：依次浸入70%乙醇脱水数秒；80%乙醇脱水数秒；90%乙醇脱水数秒；95%乙醇脱水5min；100%乙醇Ⅰ、100%乙醇Ⅱ各脱水5min。

（8）透明：将组织切片中的乙醇用二甲苯置换出来。二甲苯Ⅰ、二甲苯Ⅱ各浸泡5min。透明时间一定要充足，确保乙醇完全被置换出来，使组织切片清澈透明。

（9）封片：透明后的组织切片，用绸布擦去多余的二甲苯，直接滴加中性树胶，压上盖玻片，即可镜检。注意：滴加树胶要快，以免组织干燥影响观察效果；树胶不必太多，盖住组织即可；压盖玻片时，用镊子夹住盖玻片使其一端先接触树胶，再轻轻盖好，以防止出现气泡。

五、实验结果

细胞核染成紫蓝色，细胞质以及细胞外的胶原纤维等成分染成淡粉红色或淡红色，红蓝对比鲜明。若苏木精染色过深，则细胞质和胶原纤维等成分着色不鲜艳。若苏木精染色过淡，则细胞核呈淡蓝色，对比不鲜明。

六、实验报告指导

报告的内容除实验目的、实验原理、材料与操作步骤外，还需对实验结果作进一步分析。思考如下问题：HE染色后，细胞核染色浅，可能的影响因素有哪些？

（黄可欣　刘　颖）

第二十六章 口腔上皮细胞的形态学观察

一、实验目的

制作并观察口腔脱落的未角化复层扁平上皮的表层细胞形态，加深对上皮组织基本结构的理解，学会使用图像处理软件测量细胞。

二、实验原理

在口腔内面的上皮为未角化的复层扁平上皮，其表层细胞不断脱落，由基底细胞增殖补充。稍施外力，其表层细胞即可脱落，此时收集脱落的细胞，经亚甲蓝或吖啶橙（荧光素）染色置于普通光学显微镜或荧光显微镜下则可观察到细胞形态结构。

三、仪器、器材与试剂

1. **实验仪器** 普通光学显微镜或荧光显微镜等。
2. **实验器材** 载玻片、盖玻片、镊子、无菌棉签、玻璃杯、吸管、吸水纸等。
3. **实验试剂** 生理盐水、亚甲蓝（美蓝）染液或吖啶橙工作液等。
（1）亚甲蓝染液的配制：取 0.5g 亚甲蓝，溶于 30mL95% 乙醇中，加 100mL0.01% 氢氧化钾溶液，保存在棕色瓶内。
（2）吖啶橙染液的配制：吖啶橙 0.1g，加 pH 为 4.8 的磷酸缓冲液 100mL 作为干液置于冰箱保存。临用前用 1mL 干液加 pH 为 4.8 磷酸缓冲液 9mL，即为 0.01% 吖啶橙工作液。
磷酸缓冲液（pH 为 4.8）配法：
KH_2PO_4 9.08g（相当于 1/15mol/L）
蒸馏水 1000mL

四、实验步骤

1. 加 1 滴生理盐水于载玻片中央。
2. 被试学生先用清水漱口，实验者取一根无菌棉签在被试者口腔颊部黏膜面稍用力拭擦，均匀地涂在载玻片上，晾干。
3. 加 1 滴亚甲蓝染液或吖啶橙工作液，前者放置 5min 后，把染液用清水轻轻冲下，前者用普通光学显微镜观察；后者直接加盖玻片，即可在荧光显微镜下观察。
4. 在普通光学显微镜下观察时，选择一个典型视野拍照，利用电脑图像处理软件测量 10 个以上细胞的大小，计算平均值和标准差。

五、实验结果

1.普通光学显微镜观察　人口腔未角化复层扁平上皮的表层细胞较大,脱落后呈不规则形或多边形,细胞核椭圆形,着色较深,位于细胞中央,细胞质着色较浅。细胞边缘呈锯齿状或波浪状,有些细胞互相嵌合,有些细胞分散存在。

2.荧光显微镜观察　人口腔未角化复层扁平上皮的表层细胞细胞核呈黄橙色荧光,细胞质呈绿色荧光。

六、实验报告指导

报告的内容除实验目的、实验原理、材料与操作步骤外,还需对实验结果作进一步分析。思考如下问题:为什么人口腔上皮的表层细胞不断脱落?亚甲蓝和吖啶橙染色原理是什么?在染液配制中需注意哪些问题?

（郭　莹　刘　颖）

第二十七章　血和骨髓涂片标本制作及形态学观察

扫码看视频

一、实验目的

1. 了解细胞涂片的制作方法，观察外周血中各种成熟血细胞的数量和形态特点，加深对血液与功能关系的理解。

2. 观察骨髓中各种未成熟血细胞的形态特点。

二、实验原理

瑞氏染液是由碱性染料美蓝（methylene blue）和酸性染料伊红（eosin）合称伊红美蓝染料即瑞氏染液（Wright stain）。酸性伊红和碱性美蓝混合经化学作用后，变成中性的伊红-美蓝，久置后，经氧化而生成天青。三种染料分别和细胞核及胞质中的 NH_4^+ 和 COO^- 等结合，使细胞核及胞质着色。嗜酸性颗粒含碱性蛋白质，与酸性染料伊红结合，染为粉红色，称为嗜酸性物质；细胞核和淋巴细胞胞质与碱性染料美蓝或天青结合，染为紫蓝色，称为嗜碱性物质；中性颗粒呈等电状态，与伊红和美蓝均可结合，染为淡紫色，称为中性物质。吉姆萨染液（Giemsa stain）由天青和伊红组成，染色原理和结果与瑞特染色法基本相同。

三、仪器、器材与试剂

1. **实验动物**　血涂片中的血液取材于家兔外周血。骨髓涂片可取材于大鼠。

2. **实验器械**　载玻片，盖玻片，吸管，中、小号镊子，手术剪，玻璃棒，注射器，烧杯，量筒，记号笔，棕色小口瓶，研钵，移液器等。

3. **实验试剂**　37℃生理盐水，瑞氏染液或吉姆萨染液，磷酸盐缓冲液，乙醇，甲醇，香柏油，二甲苯，医用乙醇棉球或碘酒棉球等。

（1）瑞氏染液的配制：将 0.1g 瑞氏染料粉剂放入洁净干燥的研钵中，滴加 60mL 甲醇研磨至全溶，密封于棕色小口瓶内，放置 0.5～1 个月即可使用。

（2）吉姆萨染液的配制：将 0.75g 吉姆萨染料粉剂放于 50mL 甘油内搅拌均匀，放入 60℃温箱 24h。取出冷却，加入 50mL 甲醇混匀，即为原液，棕色玻璃瓶密封保存。应用时，取 5mL 原液加入 1/15mol/L 磷酸缓冲液（pH6.4～6.8）50mL 稀释成工作液。

4. **载玻片处理**　将载玻片先用微波清洗后，再经清洁液浸泡过夜，用流水反复冲洗，再经 95% 乙醇浸泡约 1h，擦干备用。

四、实验步骤

1. 涂片

（1）取材

1）采血：用 75% 乙醇棉球对家兔耳缘静脉消毒，5mL 注射器抽取外周血，置于加入抗凝剂的试管中。用移液器吸取 10μL 抗凝血，滴在已消毒的载玻片上。

2）取骨髓：用手术剪剪掉大鼠腿部的肌肉，充分暴露股骨，再用大剪刀从上端剪断股骨，用中号镊子夹股骨以挤出骨髓，如果骨髓不易取出，可用直头眼科镊子插入骨髓腔挑出骨髓，置于载玻片上，由于骨髓的纤维蛋白原的含量较高，易于凝固，可在骨髓液中加入 5～10 倍稀释后的蛋清，充分混匀。

（2）推片：左手平执载玻片，另取一载玻片作为推片，右手持推片从前方接近血滴或骨髓液，使血液或骨髓液沿推片边缘展开成适当的宽度，立即将推片与载玻片成 30°～45°角，轻压推片边缘将血液推制成厚薄适宜的血涂片或骨髓涂片（图 27-1）。

（3）干燥：将推好的血涂片在空气中干燥。天气寒冷或潮湿时，应于 37℃温箱中保温促干，以免细胞变形缩小。

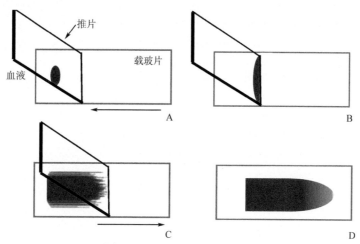

图 27-1 血和骨髓涂片的制作

A. 将推片向血滴移动；B. 血滴在两片之间展开；C. 将推片成 30°～45° 角匀速推移；D. 一张满意的血涂片应厚薄均匀、头体尾鲜明

2. 固定 将干燥后的涂片放入甲醇中固定 10min。

3. 染色

（1）将染液滴加在血涂片上，覆盖细胞，室温下瑞氏染液染色 1～3min 或吉姆萨染液染色 5～10min（白细胞数量多者染色时间应延长）。

（2）流水冲洗血涂片背面，去掉涂片上多余的染液。

（3）标本干燥后，香柏油封片。

五、实验结果

1. 血涂片的观察

（1）低倍镜：首先观察涂片制作和染色是否良好，细胞分布是否均匀。镜下可见许多小圆细胞，有的细胞中央可见蓝紫色细胞核，根据细胞核可估计白细胞数量增减情况。

（2）高倍镜：选择细胞分布均匀、不重叠、有蓝紫色细胞核的区域进行观察。同时观察红细胞、血小板的形态及其分布情况。

2. 白细胞分类计数　先在低倍镜下选择细胞分布及染色良好的区域，转换高倍镜下以划"正"字的方式分别计数血涂片上任意视野中的各种白细胞。横向或纵向推移载玻片，连续计数 100～200 个白细胞，按其形态特征进行分类计数，求出各种白细胞所占比值。

每种白细胞的百分比 = 每种白细胞的数量 / 所查白细胞的数量

六、注意事项

1. 使用载玻片时，手持载玻片短边，切勿触及载玻片表面，以保持载玻片清洁。

2. 血涂片必须充分干燥后方可固定染色，否则细胞尚未牢固地吸附在载玻片上，在染色过程中容易脱落。

七、实验报告指导

报告的内容除实验目的、实验原理、材料与操作步骤外，还需对实验结果作进一步分析。思考如下问题：瑞氏染液中碱性染料是什么？瑞氏染色后，镜下发现血涂片上残留很多染料，如何解决？

（刘　颖）

第二十八章　呼吸道上皮细胞纤毛运动观察

扫码看视频

一、实验目的

1. 制作呼吸道黏膜标本，动态观察呼吸道黏膜上皮纤毛定向摆动，理解呼吸道上皮纤毛运动的意义。

2. 了解雾霾、吸烟等对呼吸系统的损害，养成良好生活习惯。

二、实验原理

动物呼吸道的内表面主要由假复层纤毛柱状上皮构成，其中柱状纤毛细胞的数量最多，该细胞游离面伸向管腔且能定向摆动的细长突起，称纤毛，在光镜下可见纤毛密集排列。电镜下，纤毛的表面是细胞膜，内部是细胞质，可见纵向排列的微管。纤毛的协调摆动可将黏附在上皮表面的分泌物、细菌、尘埃等物质推向咽部，经咳嗽清除，由此清洁呼吸道，净化吸入的空气。刚刚离体的牛蛙口腔上腭黏膜表面的纤毛，在 37℃ 的 0.9%NaCl 溶液中，呈现活体时的快速定向摆动状态，可推动黏膜周围的血细胞等快速移动。由于是直接观察离体标本，因此，在使用显微镜观察时，应将视野调暗，才能清晰地观察到纤毛运动。

三、仪器、器材与试剂

1. **实验动物**　牛蛙，1 只 /4 人。

2. **实验仪器**　普通光学显微镜、恒温水浴箱或温箱、天平等。

3. **实验器械**　手术台、手术器械（解剖剪、眼科剪和眼科镊子、止血钳等）、毁髓针、载玻片和盖玻片、吸管、烧杯、记号笔、滤纸、量筒、玻璃棒等。

4. **实验试剂**　37℃生理盐水。生理盐水的配制：将 0.9g 氯化钠加入 100mL 蒸馏水中，用玻璃棒搅拌，使之充分溶解，即得到 100mL 生理盐水。

5. **载玻片及盖玻片的处理**　将载玻片、盖玻片先用微波清洗后，再经清洁液浸泡过夜，用流水反复冲洗，再经 95% 乙醇浸泡约 1h，擦干备用。

四、实验步骤

1. **准备滤纸和盖玻片**　首先将滤纸裁剪成中央有一个正方形的回字形形状并铺于载玻片中央，在滤纸上滴加 37℃生理盐水 1～2 滴。

2. **处死牛蛙**　抓取一只牛蛙，左手从背部将其握住，示指向下轻压其头部，找到枕骨大孔。将毁髓针自此处进入椎管，先左右离断脊髓，再向后插入椎管内损毁脊髓，可见牛蛙四肢呈强直状。然后将毁髓针向前伸入颅腔内而捣毁脑，观察到牛蛙四肢完全松弛，表明牛蛙已被成功处死，可以进行取材。

3.取上腭黏膜 用解剖剪打开牛蛙口腔，剪取牛蛙上颌，再用眼科剪取下一块上腭黏膜，将其平铺在滤纸中央的正方形框内，再次滴加37℃生理盐水并缓慢盖上盖玻片以防产生气泡。

4.光学显微镜下观察纤毛运动 调暗视野，在低倍镜下找到观察区域移至视野中央。在高倍镜下，观察黏膜纤毛的快速定向运动情况（图28-1）。

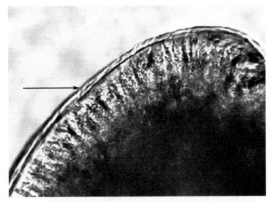

图 28-1 呼吸道上皮细胞的纤毛运动

↑摆动的纤毛

五、实验结果

1.**低倍镜** 寻找上腭黏膜边缘或铺片较薄的部分，找到黏膜纤毛。
2.**高倍镜** 可见纤毛像风吹麦浪般的定向快速摆动及其周围的血细胞快速移动。

六、实验报告指导

内容包括实验目的、实验原理、材料与方法、实验步骤、实验结果与分析、实验心得体会及建议等。

七、注意事项

1.务必保持黏膜表面有适量的生理盐水，否则无法观察到理想的纤毛运动。
2.必须克服畏惧等心理快速完成操作步骤，因为标本离体时间过长，也无法观察到满意的纤毛运动。
3.使用玻片时，只能手持玻片边缘，切勿触及玻片表面，以保持玻片清洁。

（霍德胜　姜文华）

第二十九章　鸡胚标本制备和观察

一、实验目的

1. 通过制备鸡胚标本，了解2～3天龄鸡胚（相当于人胚4～5周）发育的结构变化。
2. 理解人体二胚层胚盘的形成、三胚层的形成与分化。
3. 通过对胚胎发育的理解，使同学们珍惜和敬畏生命。

二、仪器、器材与试剂

1. 实验动物　采用受精率较高的鸡种蛋。用温水将其洗净、擦干、在鸡种蛋表面用记号笔标明产卵和孵育时间，平放于木盘上，置温度为37～38℃、湿度为50%～70%的温箱内孵育，每天通风1～2次，并将鸡卵翻转90°，孵育2～3天。全过程要注意动作轻柔。

2. 实验仪器　生物解剖镜、恒温水浴箱或温箱等。

3. 实验器材　培养皿、眼科剪与眼科镊子、解剖针、记号笔等。

4. 实验试剂　林格（Ringer）液。

林格液配制方法：

20% 氯化钠	32.5mL
10% 氯化钾	1.4mL
10% 氯化钙	1.2mL
5% 碳酸氢钠	4.0mL
1% 磷酸二氢钠	1.0mL
葡萄糖（可不加）	2g
蒸馏水加至	1000mL

三、实验步骤

1. 操作前准备

（1）实验台上铺一张纸，摆3个培养皿（简称培养皿Ⅰ、Ⅱ、Ⅲ），眼科剪和眼科镊子各2把，鸡卵1个。

（2）将40℃林格液缓慢地倒入培养皿Ⅰ、Ⅱ，液面高约2mm。

2. 取鸡胚

（1）取一枚鸡卵，轻轻破开气室端（一般位于种蛋粗大的一侧）的蛋壳，将内容物倒入培养皿Ⅰ中并寻找胚胎。如果胚胎与鸡卵壳附着在一起，则将它们一起放入培养皿Ⅰ中，再用镊子小心剥离。将胚胎移至培养皿Ⅱ，注意不要将卵黄搅乱（图29-1）。

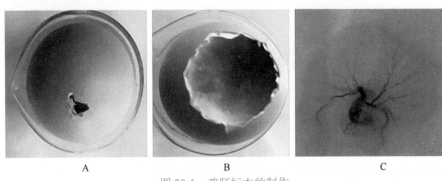

图 29-1　鸡胚标本的制作

A. 气室；B. 打开气室；C. 鸡胚

（2）用镊子轻柔地将培养皿Ⅱ中胚胎周围的羊膜等去除。

（3）在培养皿Ⅲ中注入适量林格液（液面高约 2mm），用镊子将胚胎移至培养皿Ⅲ中。

3. 观察鸡胚　在解剖镜下观察培养皿Ⅲ中的胚胎形态。

四、实验结果

1. 镜下观察内容　脑泡（各部分名称）、耳板、神经管、体节、心脏、大血管、腮弓、肠管，具体结构详见颜面形成与消化、呼吸系统发生及心血管系统的发生。

2. 摘出的脊索让实验指导教师检验确认。

五、注意事项

操作过程务必轻柔、耐心。

六、实验报告指导

报告的内容除实验目的、实验原理、材料与操作步骤外，还需对实验结果作进一步分析。思考如下问题：如何采用比较胚胎学和描述胚胎学的方法，分析人胚和鸡胚在早期发育的异同点？哪些因素影响人胚的早期发育？

（姜文华）